Martin Riegler, Petra Fuss, Karin Hönig-Robier

Wenn Stress sauer aufstößt

Martin Riegler, Petra Fuss, Karin Hönig-Robier

Wenn Stress sauer aufstößt

Der Weg zu einer gesunden Speiseröhre

2., akt. Auflage

maudrich

Wichtiger Hinweis
Dieser Ratgeber bietet interessierten Patienten, die mehr über ihre Symptome und ihre Krankheit erfahren wollen, Hilfestellung und zusätzliche Information. Er kann jedoch nicht den persönlichen Kontakt mit Ihrem Arzt ersetzen. Bevor Sie eine Therapie beginnen, beenden oder in irgendeiner Form verändern, konsultieren Sie unbedingt Ihren Arzt!

Wegen stilistischer Klarheit und leichterer Lesbarkeit wurde im Text auf die sprachliche Verwendung weiblicher Formen verzichtet. Ausdrücklich sei hier festgehalten, dass die Verwendung alleine der männlichen Form inhaltlich natürlich für Frauen und Männer gilt und keinesfalls ein sexistischer Sprachgebrauch intendiert ist.

Bibliografische Information der Deutschen Nationalbibliothek
Die Deutsche Nationalbibliothek verzeichnet diese Publikation in der Deutschen Nationalbibliografie; detaillierte bibliografische Daten sind im Internet über http://dnb.d-nb.de abrufbar.

2., aktualisierte Auflage 2022

Umschlaggestaltung: Facultas Verlags- und Buchhandels AG
Umschlagillustration: adaptiert nach © GiZGRAPHICS, Adobe Stock
Typografie & Satz: Norbert Novak, MEDIA-*N*.at, Wien
Druck: Finidr, Tschechien
ISBN 978-3-99002-146-0 (Print)
ISBN 978-3-99111-633-2 (E-PDF)

Vorwort zur 2. Auflage

Reflux mit Sodbrennen, Husten, Heiserkeit und Asthma als stressbedingte psychosomatische Reaktion der Conditio humana hat in den letzten Jahren, zu guter Letzt auch wegen der Covid Pandemie und den rezenten wirtschaftlichen und geopolitischen Ereignissen, deutlich zugenommen. Immer mehr Menschen sind nach dem Essen von Refluxbeschwerden geplagt, welche Lebensqualität, Wohlbefinden und Dasein beeinträchtigen. Immer mehr Betroffene suchen Rat und Hilfe.

Die aktualisierte 2. Auflage leistet den angeführten Tatsachen Folge und berücksichtigt neueste Daten und Erfahrungen zur Diagnose, Krebsvorsorge und Behandlung von Reflux und deren psychosomatischen Manifestationen. Das Buch bietet weiters Tipps zu Lifestyle und Ernährung und stellt eine neue Operationsmethode (Reflux-Stopp) vor.

Es würde uns freuen, wenn das Buch weiterhin dazu beiträgt, für viele Betroffene ein Anstoß zu sein, Gesundheit und Wohlbefinden wiederzuerlangen.

Wien, im Mai 2022 Ihr *Martin Riegler*

* * * * *

Vorwort zur 1. Auflage

Tag für Tag erfahren wir von berührenden Patientenschicksalen: Die alleinerziehende, berufstätige Mutter, die permanent von dem schlechten Gewissen geplagt wird, ihren Kindern zu wenig Zeit zu widmen. Der hart arbeitende Familienvater, der sich zu viel von seinem Chef gefallen lässt, um seiner Familie weiterhin alles bieten zu können. Die 54-jährige Alleinstehende, die nicht mehr weiß, wie sie ihren Job behalten und gleichzeitig ihre an Alzheimer erkrankte Mutter persönlich betreuen soll.

Was alle gemeinsam haben: Sie suchen unser Diagnose- und Therapiezentrum auf, weil sie an starkem Sodbrennen oder saurem Aufstoßen leiden, ein ständiges Knödelgefühl (auch Globusgefühl oder Kloß) im Hals haben oder weil sie immer wieder von Heiserkeit und trockenem Husten geplagt werden.

Kurz: Sie zeigen Symptome, die den Verdacht auf Refluxkrankheit aufkommen lassen.

Und das kommt nicht von ungefähr: Stress wirkt sich nicht nur auf die Psyche aus, er verursacht auch körperliche Veränderungen, wie Untersuchungen immer wieder zeigen. Besonders der Verdauungstrakt gerät in hektischen Zeiten schnell aus dem Takt. Magenschmerzen und Sodbrennen können die Folge sein. Was das Gemüt stresst, hat auch Einfluss auf unsere Speiseröhre. Aus diesem Grund hinterfragen wir auch im Erstgespräch nicht nur Intensität und Häufigkeit der Beschwerden, sondern auch die Lebensumstände unserer Patienten. Dieser wichtige Teil der Diagnose hilft uns, bei den Ursachen der Refluxerkrankung anzusetzen und darauf aufbauend die Therapie optimal und ganzheitlich zu planen.

Was will uns der Körper sagen, wenn sich die Speiseröhre immer wieder schmerzhaft bemerkbar macht? Erstmals wird in vorliegendem Buch geschildert, welche Botschaften uns ein im Allgemeinen vernachlässigtes Organ – die Speiseröhre – übermitteln kann, wie man diese entschlüsselt und in eine Therapie umsetzt. Mithilfe zahlreicher Patientenbeispiele möchten wir unseren Lesern die nötigen Schritte zur Wiedererlangung einer guten Lebensqualität plakativ vor Augen führen.

Denken Sie aber bitte daran: Das Buch soll Ihnen Perspektiven aufzeigen, kann aber weder ein ärztliches Gespräch, eine Diagnosestellung noch IHREN individuellen Therapieplan ersetzen.

Wien, im Jänner 2018

Eine anregende Lektüre wünschen Ihnen
Martin Riegler,
Petra Fuss und
Karin Hönig-Robier

Danksagung

Ich danke meinen Eltern Friedhild und Ewald, meiner Schwester Senta und ihrer Familie, und meiner Frau Tina für deren Liebe, Geduld und Verständnis, ohne die die zeitaufwändige Umsetzung dieses Projekts nie möglich gewesen wäre.

Weiters danke ich unseren Patientinnen und Patienten für deren Offenheit und Vertrauen. Sie geben uns Tag für Tag Gelegenheit, die vielseitigen Gesichter und Ausdrucksformen der Refluxkrankheit noch besser kennenzulernen. Besonderer Dank gebührt auch meinen Lehrern und Freunden, die mich stets motivierten, weiterzusuchen und nie aufzuhören, Fragen zu stellen.

Martin Riegler

Inhalt

Anhang

Einleitung

„Sie, die Speiseröhre, spricht nicht, sie verbirgt nicht, sie gibt Zeichen." (nach Heraklit)

Der Trend nimmt – leider – zu: Reflux mit Sodbrennen, Husten, Heiserkeit, Halsschmerzen und Asthma betrifft – mehr oder weniger regelmäßig – bereits rund 1,5 Millionen Österreicher. 10–15 Millionen Menschen sollen es in Deutschland sein. Tendenz weltweit steigend.

Zur Krankheit wird Reflux, wenn die dadurch hervorgerufenen Beschwerden Produktivität und Lebensqualität der Betroffenen schmälern und/oder bereits eine Vorstufe von Krebs (Barrett-Ösophagus; Barrett-Syndrom) vorliegt. Beim Barrett-Syndrom handelt es sich um eine Gewebeveränderung in der Speiseröhre, die – vergleichbar einem Polypen im Dickdarm – bereits ein eindeutiges Krebsrisiko birgt. Und genau diese Krebsart (Barrett-Karzinom) hat in den letzten 20 Jahren um mehr als ein 10-Faches (!) zugenommen. Waren es etwa in Österreich Mitte der 1980er-Jahre noch rund 30 bekanntgewordene Fälle pro Jahr, so sind mittlerweile jährlich nahezu 1.000 Neuerkrankungen dokumentiert. Damit liegt Österreich voll im Trend anderer europäischer Staaten wie England, Deutschland, Italien und Frankreich.

Noch rapider nahm die Zahl der Neuerkrankungen in den USA und in China zu, was einerseits durch die raschere Verbreitung der Fast-Food-Esskultur, andererseits aber auch durch die allgemeine Zunahme von Dauerstress-Situationen erklärt wird. Nicht von ungefähr zählen Magensäureblocker, sogenannte Protonenpumpen-Hemmer (PPI) mittlerweile zu den weltweit meistverordneten Präparaten. Das mag schön sein für die Pharmaindustrie, aber wie geht es den Betroffenen dabei? Haben Sie damit ihr permanent belastendes Alltagsproblem im Griff? Natürlich nicht!

„Es steht mir bis zum Hals", „Mir stößt die Galle auf", „Ich will das nicht mehr hinunterschlucken", „Mir ist im wahrsten Sinn des Wortes zum Kotzen" – Derlei Formulierungen weisen bekanntlich weniger auf ungenießbare Speisen hin als auf nervende Situatio-

nen. Was geht hier vor? Was schafft sich hier Luft und wird zum Warnsignal?
Die Speiseröhre entwickelt sich zunehmend zum Spiegel der Seele, zur Bühne für die Darstellung von Mangel an Zuwendung, Liebe, Respekt und Aufmerksamkeit. In unserem von Technik, Eile und Stress dominierten Leben finden wir über Speiseröhre und Hals ein Ventil, uns Luft zu verschaffen, von Druck zu befreien und auf unsere Unzufriedenheit aufmerksam zu machen. Plakativer ausgedrückt: Die Speiseröhre wird zum Blitzableiter für die leidende Seele. Damit kommt den geschilderten Refluxbeschwerden also eine besondere Bedeutung zu: Sie sind Ausdruck von Mangel, Enttäuschung, empfundener oder realer Undankbarkeit oder schlichtweg permanenter Überforderung. Häufig werden Sodbrennen, saures Aufstoßen oder der Knödel im Hals aber nicht als solche erkannt und verstanden. Bleibt nun dieser empfundene Mangel, bleiben die unerfüllten Erwartungen bestehen, nehmen die Beschwerden zu. Denn ohne das Erkennen und Behandeln der Ursachen von Reflux werden weder Medikamente und Ernährung noch ein chirurgischer Eingriff nachhaltig helfen können.
Das Abenteuer „Reflux und Seele“ weist uns also schlussendlich den Weg zu der faszinierenden Entdeckung, dass den körperlichen (somatischen) und psychischen Symptomen (Gemüt, Stimmung, Seele) des Refluxes ein gemeinsames, ursächliches Phänomen zugrunde liegt: *„der Ausbleib“* als Überbegriff von Mangel an Liebe, Wertschätzung, Aufmerksamkeit und allgemeiner Zuwendung.
Nicht zuletzt sagt uns die revoltierende Speiseröhre auch etwas über den Zustand unserer modernen Existenz. Sie zwingt uns, unser Dasein infrage zu stellen und motiviert uns, dieses durch Beantwortung bestimmter Fragen neu zu bewerten und zu beurteilen. Daraus mögen gedankliche Ansätze zu einer Verbesserung der Lebensführung des modernen Menschen entstehen. Vielleicht sagt uns die Speiseröhre auch, dass wir uns immer wieder aus dem stressigen, schnelllebigen Fluss der modernen Lebensweise her-

ausnehmen sollten, innehalten sollten, um uns Zeit und Raum für Besinnung zu gönnen. Möglich, dass dies der Grund ist, warum es, unser Dasein, diese bedeutungsvollen Signale gerade *jetzt und heute* setzt.

Ziel unserer Ausführungen ist es, darzustellen, was diese Signale „aus dem Rachen" bedeuten und wie man sie in die Refluxtherapie übersetzen kann, um damit die Lebensqualität wiederherzustellen. Mit entsprechenden psychologischen Methoden der Diagnose dokumentieren wir, wie wir den seelischen Aspekten von Reflux auf den Grund gehen und darauf aufbauend eine Therapie für den ganzen Menschen finden.

Weiters wollen wir mit diesem Buch aufzeigen, dass die Refluxkrankheit ganzheitlich betrachtet und behandelt werden muss, um einen nachhaltigen Erfolg zu erzielen. Sehr oft ist es angebracht, mehrere Therapieformen miteinander zu kombinieren. Und wie wir mittlerweile wissen, spielt die Psychologie im Konzert dieser zahlreichen Behandlungsansätze eine bedeutende Rolle.

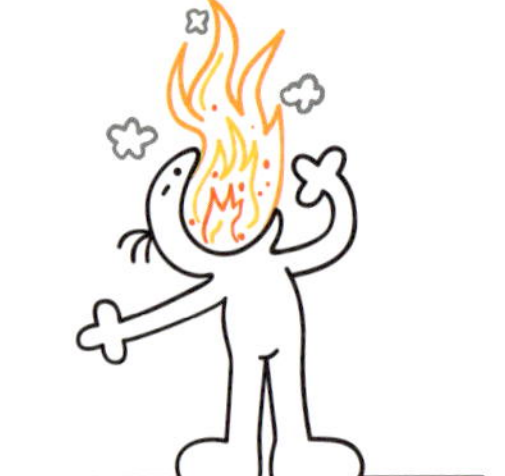

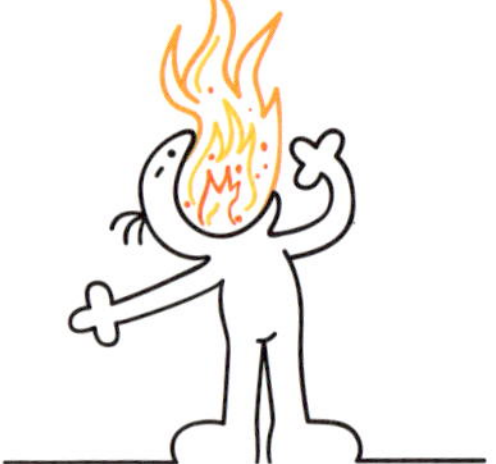

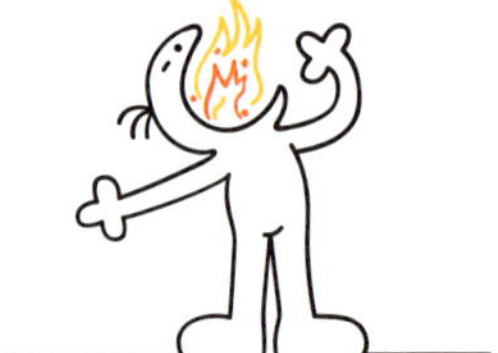

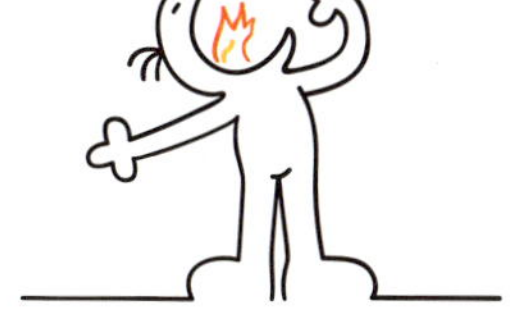
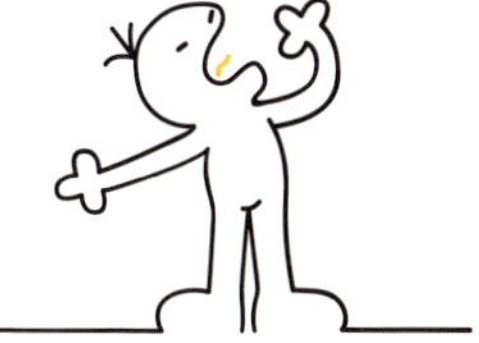
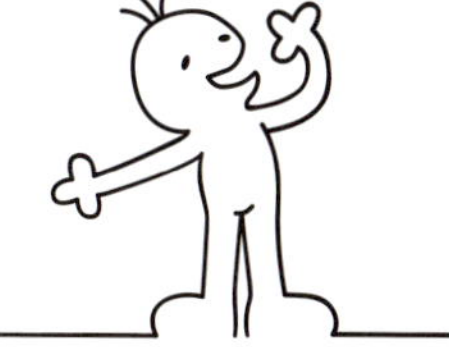

I Entstehung von Reflux & Refluxstadien

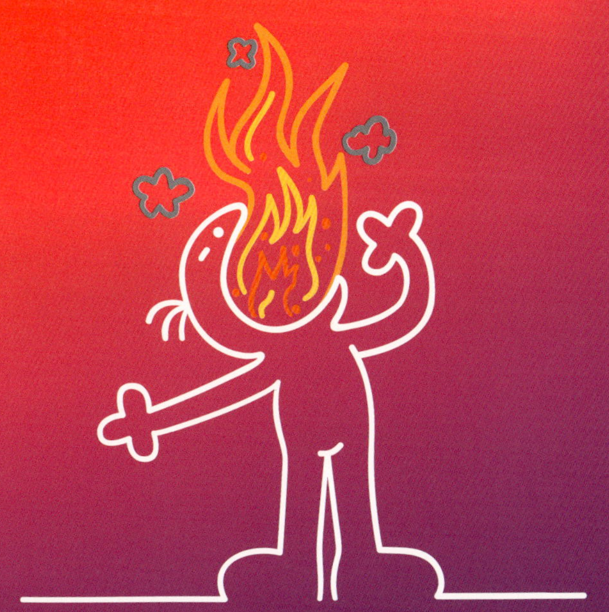

Medizinische Aspekte: „Wie kommt es überhaupt zu übermäßigem Reflux?“

Um Symptome wie Sodbrennen, saures Aufstoßen oder Knödelgefühl im Hals besser verstehen zu können, ist ein kleiner Ausflug in die Anatomie des oberen Verdauungstraktes hilfreich:
Die Speiseröhre reicht vom Hals zum Magen und dient dem Transport der Nahrung. Auf ihrem Weg zieht sie durch den Brustkorb, vorbei an Lunge und Herz. Durch eine anfänglich normal große Lücke im Zwerchfell, unserem Atemmuskel, erstreckt sie sich weiter in den Bauchraum und mündet 5–7 cm unterhalb des Zwerchfells in den Magen.
In ihrem Ausgang zum Magen ist die Speiseröhre mit einem faustartigen Verschluss versehen, dem sogenannten Anti-Reflux-Ventil. Dessen Aufgabe ist es, die Speiseröhre gegen den Magen zu verschließen, um den Rückfluss der Magensäure zu verhindern. Das gesunde Anti-Reflux-Ventil öffnet sich nur kurzfristig während des Essens, Trinkens, aber auch zum Aufstoßen oder Erbrechen. Dabei kommt es zu einem vorübergehenden, normalen Rückfluss der Säure, der keine Beschwerden verursacht. Sonst aber ist das Anti-Reflux-Ventil verschlossen.

Wird das Anti-Reflux-Ventil geschwächt, tritt übermäßiger Reflux auf.

Bedingt durch unterschiedliche Ursachen, auf die wir in weiterer Folge in Kapitel 1 und auch in Patientenbeispielen genauer eingehen, kommt es bei vielen zu einer Schwächung des Anti-Reflux-Ventils. Bei Frauen kann dieses zusätzlich während der Schwangerschaft – durch Erbrechen oder/und weil das Kind von unten auf die Speiseröhre drückt – in Mitleidenschaft gezogen werden. Die Folge: Der Ausgang der Speiseröhre „leiert aus“ und öffnet sich wie eine kleine Trompete in Richtung Magen. In dem Fall sprechen wir von der Trompete vom Typ B oder dem Frühstadium von Reflux.
In dieser Phase fließt Magensäure in den Ausgang der Speiseröhre und führt dort zu häufigen Entzündungen. Diese wiederum äußern sich beim Betroffenen in Form von Magenschmerzen, Sodbrennen

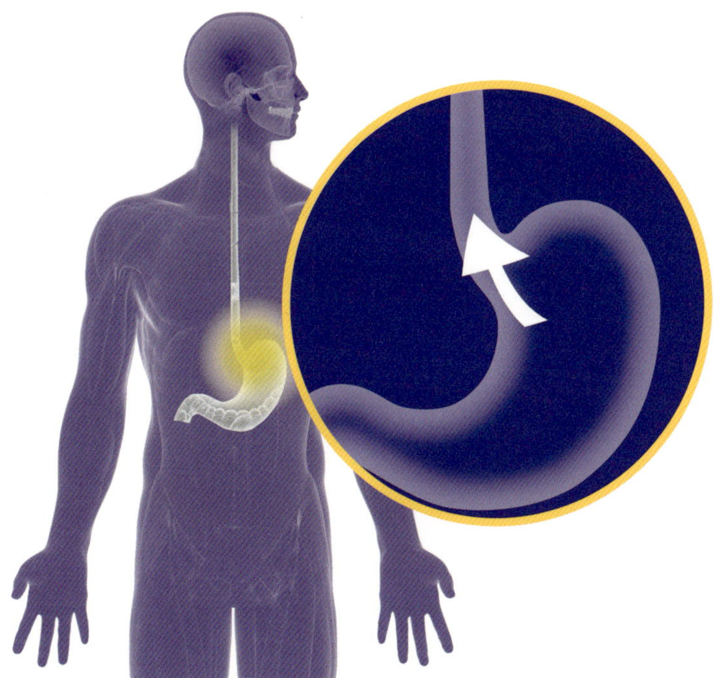

Frühstadium: Undichtes Anti-Reflux-Ventil

Häufig sind auch Beschwerden im Hals und im Atmungstrakt.

und saurem Aufstoßen. Steigt, was nicht selten der Fall ist, die Säure bis in den Hals auf, verspürt man Halsbeschwerden in Form trockenen Hustens, Heiserkeit, Räuspern, Hals-, Zungen-, Mundbrennen und manchmal sogar Zahnschmerzen. Wird die Säure – speziell während der Nacht – eingeatmet, kann sie bis in die Bronchien gelangen und asthmaähnliche Beschwerden hervorrufen.

Hält dieser Zustand längere Zeit an, so wird das Anti-Reflux-Ventil immer schwächer, verschafft sich mehr Platz und vergrößert damit die Lücke im Zwerchfell noch mehr: In diesem Fall hat der Ausgang der Speiseröhre bereits die Form einer Trompete vom Typ C angenommen, und der Patient leidet schon an einem fortgeschrittenen Stadium der Refluxkrankheit. In dieser Phase angelangt, verspüren Betroffene üblicherweise starkes Sodbrennen, häufigen

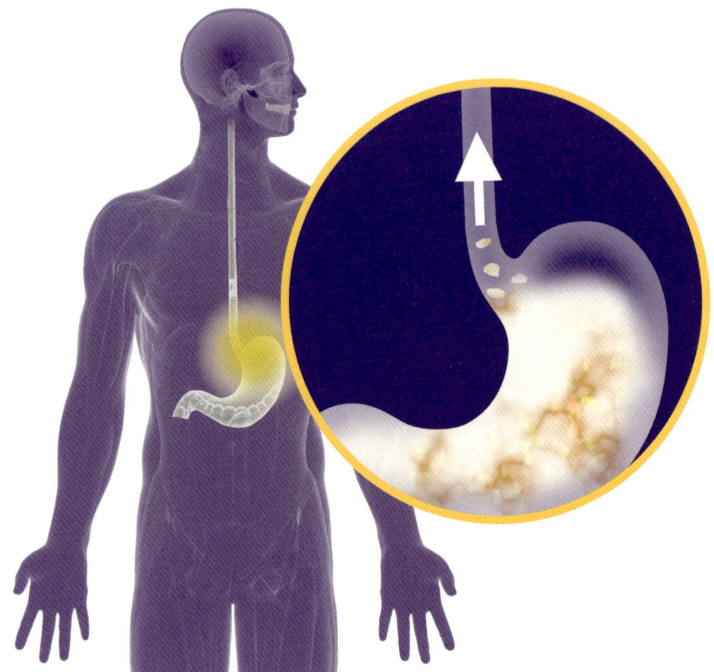

Mittleres Stadium:
Die festen Nahrungsbestandteile fließen in die Speiseröhre zurück.

Die Typen der Speiseröhren-Trompete

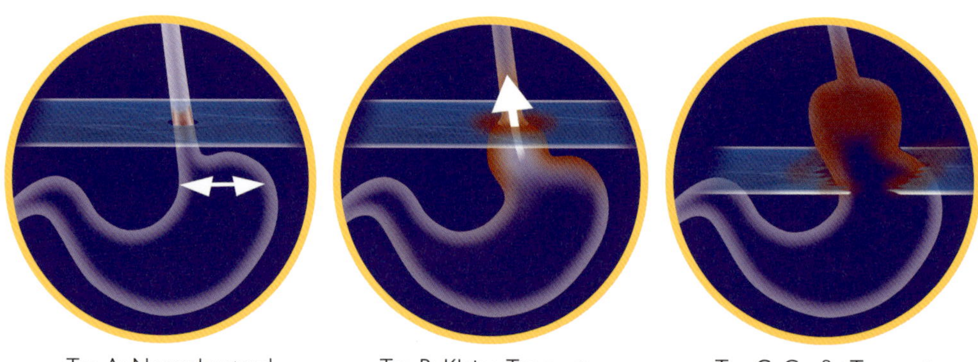

Typ A: Normalzustand Typ B: Kleine Trompete Typ C: Große Trompete

Rückfluss von Magensaft bis in Hals und Mund sowie hartnäckiges Hüsteln, Halsbeschwerden und bisweilen Asthma-ähnlichen Husten. Das Anti-Reflux-Ventil kann dabei in seiner Funktion so stark eingeschränkt sein, dass der Magen aus dem Bauchraum durch die Zwerchfell-Lücke in den Brustraum heraufdrängt. In dem Fall liegt ein sogenannter *Zwerchfellbruch vor.* Betroffene werden von sehr starken Schmerzen geplagt und müssen in nahezu aufrechter Körperposition schlafen, um die oft des Nachts auftretenden Beschwerden halbwegs zu beherrschen.

Gewebeveränderungen durch den Reflux

Verändert sich die Zellstruktur der Speiseröhrenschleimhaut, kann bereits eine Krebsvorstufe vorhanden sein.

Leider ist Reflux weit mehr als eine lästige Lifestyle-Erkrankung. Der Rückfluss von Magensäure entzündet und verändert mit der Zeit die Schleimhaut im Ausgang der Speiseröhre: sie wird durch die sogenannte „Refluxschleimhaut ersetzt", die eine veränderte Zellstruktur aufweist. Enthält diese bereits Becherzellen, spricht man von Barrett-Schleimhaut oder „Barrett-Ösophagus". Diese Gewebeveränderung gilt als Vorstufe einer speziellen Form von Speiseröhrenkrebs, dem sogenannten „Barrett-Karzinom" und stellt somit ein Krebsrisiko dar. Laut Studien entwickelt sich bei einem von zehn Patienten mit Barrett-Schleimhaut binnen 20 Jahren ein Krebs der Speiseröhre.

Das Risiko ist somit vergleichbar mit dem eines Darmpolypen. Allerdings gilt das Barrett-Karzinom als zehnmal so gefährlich wie ein Dickdarmkrebs, da es als besonders aggressive Tumorform bekannt ist. Durch Früherkennung und Abtragung der krankhaft veränderten Schleimhaut durch einen modernen, 15–20-minütigen Eingriff unter Vollnarkose (Radiofrequenz-Ablation) kann dem Krebsrisiko allerdings schon gut vorgebeugt werden. Genaueres über Diagnose und Therapie des Barrett-Ösophagus finden Sie in unserem Buch „Nie wieder Sodbrennen" (maudrich Verlag, 2. Aufl. 2015).

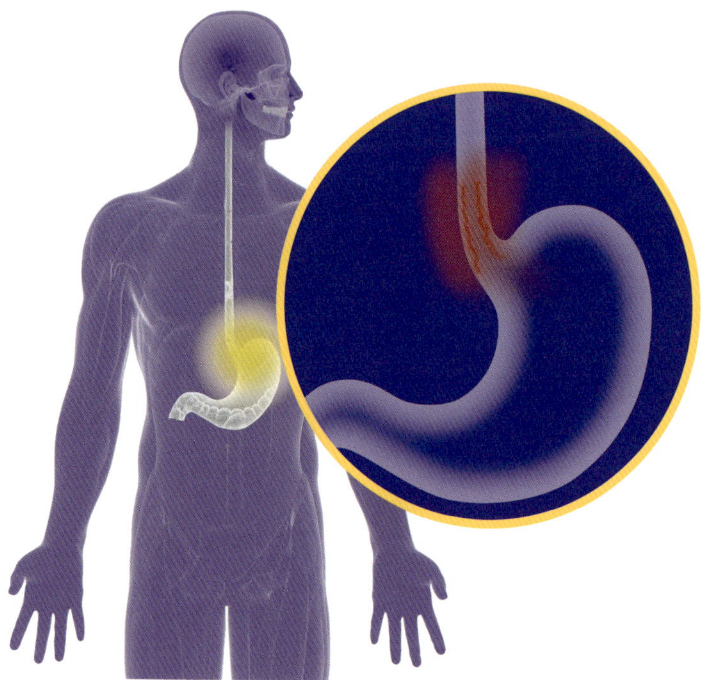

Veränderte Schleimhaut in der unteren Speiseröhre

Die Refluxkrankheit: Antwort der Speiseröhre auf unseren Lebensstil

Reflux und Essgewohnheiten: Welche Rolle Ernährung und die Art der Nahrungsaufnahme spielen

Ein Charakteristikum für die Entstehung der Refluxkrankheit ist die sogenannte Dysbalance des Stoffwechsels. Darunter versteht man einen ca. 30–60 Minuten nach dem Essen/Trinken auftretenden, merkbaren Energiemangel. Konkret bedeutet dies, es gelangen vorübergehend zu wenige Energieträger (Proteine, Spurenelemente, Vitamine, Zucker) ins Gewebe. Im Gehirn löst dieser Energiemangel Müdigkeit, Schwäche und Nachlassen der Konzentration aus. In der Speiseröhre wird das Anti-Reflux-Ventil undicht, es kommt zu vermehrtem Reflux von Magensäure in die Speiseröhre, die sich ihrerseits im Energiemangel befindet. Energiemangel und zurückfließende Magensäure aktivieren die Nervenzellen. Diese setzen Botenstoffe ins Gewebe frei (z. B. Neurotensin, Substanz P, Histamin), die dann zu merkbaren und teils heftigen Beschwerden führen. Je nachdem, in welchem Teil der Speiseröhre diese Botenstoffe im Energiemangel freigesetzt werden, kommt es zu Sodbrennen, Aufstoßen oder Druck hinter der Brust. Werden die Botenstoffe im Hals freigesetzt, kommt es zu Husten, Heiserkeit, Hals-, Mund-, Zungen-, Lippen- und Nasenbrennen. Erfassen vermehrter Reflux und Energiemangel die Lungen, hat man Asthma-ähnliche Beschwerden.

Ermüdet man 30–60 Minuten nach dem Essen, liegt das an Ernährungsfehlern.

Wodurch entsteht nun dieser Energiemangel, die sog. *Dysbalance des Stoffwechsels*, aber immer erst einige Zeit nach dem Essen? Und warum tritt er typischerweise nach dem Genuss von Süßem, Alkohol und Fruchtsäften auf?

Und – wie kann es überhaupt sein, dass die Nahrung dem Körper Energie entzieht und nicht zuführt? Warum lädt sich die Körperbatterie durch Nahrung nicht auf, sondern entleert sich kurze Zeit nach dem Essen?

Warum uns zu viel konzentrierter Zucker schadet

Der häufigste Grund für diese Dysbalance des Stoffwechsels ist der Lebensstil. Speziell der Konsum konzentrierten Zuckers, gepaart mit Bewegungsmangel, entzieht dem Körper beim Verdauungsvorgang Energie. Und das schafft ein besonders günstiges Milieu für verschiedenste Krankheiten, etwa die Refluxkrankheit.

Über 90 % aller gängigen Nahrungsmittel enthalten konzentrierten Zucker.

Das Tückische dabei: Konzentrierter Zucker ist nicht nur in auffallend süßen Speisen und Getränken wie Kuchen, Torten, Eiscremes, in Limonaden oder süßen Smoothies enthalten, sondern in über 90 % aller heutzutage konsumierten Nahrungsmittel.

Um kein Missverständnis aufkommen zu lassen: Zucker ist grundsätzlich einer der wichtigsten Energieträger und somit lebenswichtig. Schädlich ist allerdings das Übermaß an konzentriertem Zucker in unserer täglichen Nahrung. Was ist nun der Unterschied zwischen Zucker und konzentriertem Zucker?

Ein Nahrungsmittel ohne konzentrierten Zucker enthält alle Bestandteile/Energieträger (Fette, Proteine, Spurenelemente, Vitamine, Faserstoffe und Zucker) in einer ausgewogenen Zusammen-

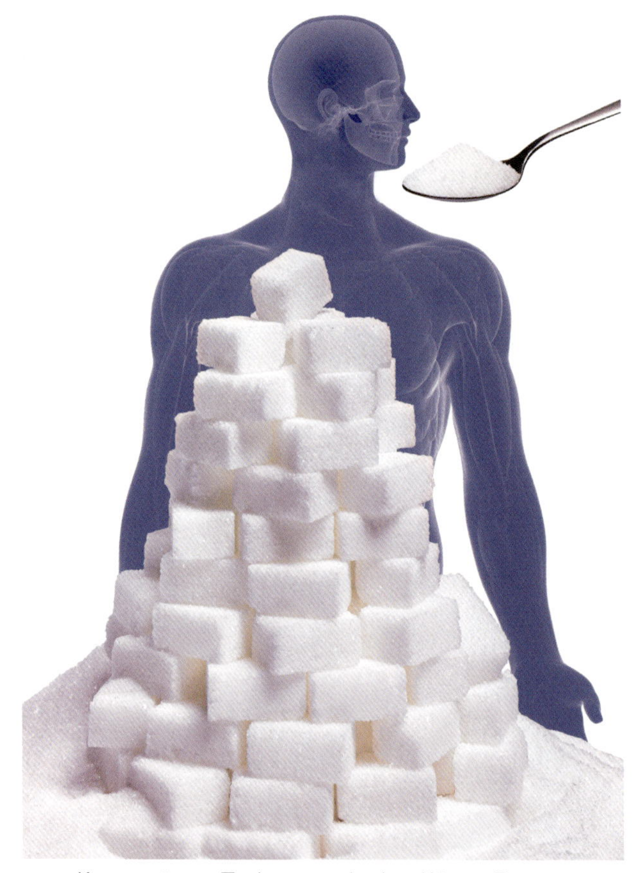

Konzentrierter Zucker entzieht dem Körper Energie.

setzung. Dieser harmonische Energieträger gibt dem Körper im Rahmen der Verdauung Energie, ohne ihm bei der Verdauung Energie zu entziehen.

Wie konzentrierter Zucker entsteht

Behandeln wir ein solches Nahrungsmittel (z. B. Salatgurke, Tomate, grüner Apfel, Blattsalat, Olive) vor dem Verzehr durch Zubereitungen wie z. B. Kochen, Dünsten, Dampfgaren, Schälen, Zerkleinern (etwa bei Pürees oder Smoothies), Mahlen oder Pressen, wird die harmonische Verbindung zwischen den Energieträgern (Fette, Proteine, Vitamine etc.) aufgelöst und diese gelangen einzeln, also *konzentriert*, in den Körper. Dies ist für alle Energieträger unerheblich, mit Ausnahme des Zuckers. Erreicht dieser nämlich für sich allein, also ohne den Verbund mit anderen Nahrungsmittel-Bestandteilen, den Verdauungstrakt, kann er bei dafür anfälligen Menschen den Stoffwechsel stressen. Ein einfaches Beispiel: Verzehrt man eine rohe Tomate mit der Schale, nimmt man Zucker im Verbund von Faserstoffen, Vitaminen etc. und somit in unbedenklicher Form zu sich. Wird die Tomate geschält, zerkleinert und gedünstet, gelangt der Zucker einzeln und somit in konzentrierter Form in den Körper.

Zucker und konzentrierter Zucker

Unter konzentriertem Zucker versteht man demnach nicht nur den handelsüblichen Haushaltszucker, sondern Zucker jeglicher Art, der durch irgendeinen Bearbeitungsvorgang aus seiner natürlichen Hülle, also aus seiner Umgebung im Nahrungsmittel, herausgelöst ist.
Eine ganz wichtige Quelle für konzentrierten Zucker stellen die sogenannten Keimlinge dar. Dazu zählen alle Getreidesorten (Weizen, Raps, Roggen, Mais etc.) sowie Sonnenblumen, Leinsamen, Soja, Zwiebel, Kartoffel, Nüsse, Mandeln, Zuckerrübe, Karotte etc. Sie enthalten von Haus aus konzentrierten Zucker, weil dieser für die Wurzelbildung bereitgestellt ist. Durch die übliche Form der Getreideverarbeitung, also durchs Mahlen, wird der Zucker aus seiner natürlichen Hülle herausgelöst und gelangt als Brot, Gebäck oder Süßspeise in konzentrierter Form in den Verdauungstrakt.

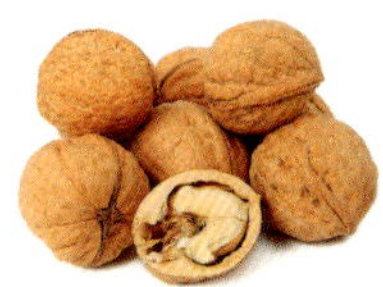

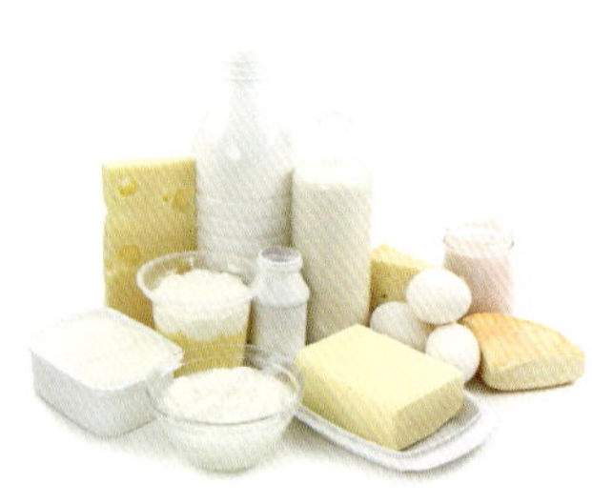

Dasselbe geschieht bei der Herstellung von Öl: Wird beim Pressen eines Öls der Kern, also der Keimling, mitgepresst, dann wird der darin enthaltene konzentrierte Zucker wirksam. Beim Olivenöl ist das anders: Die Oliven sind zwar Keimlinge, aber der Kern wird bei der Ölgewinnung nicht mitgepresst, sondern nur das Fruchtfleisch. Die Folge: Der im Kern enthaltene, konzentrierte Zucker gelangt nicht ins Öl, und damit enthält das Olivenöl keinen konzentrierten Zucker.
Auch Milch und sämtliche Milchprodukte gelten als flüssiger Keimling und somit als Quelle konzentrierten Zuckers.

Wo sich konzentrierter Zucker verstecken kann
Leider lauert konzentrierter Zucker auch dort, wo man ihn nicht erwartet: Fertiggerichte wie diverse Salatsaucen und Dips, Pasta-asciutta-Mischungen, Senf und Ketchup sowie eingelegtes, säuerliches Gemüse im Glas (z. B. Essiggurken) können große Mengen davon beinhalten. Obstsäfte und Smoothies sind echte Zuckerbomben, selbst dann, wenn sie den Aufdruck „Kein Zucker zugesetzt" tragen. Die Herstellung (Pressen, Kleinschneiden) bedingt, dass der Zucker herauskonzentriert wird. Weiters sind die meisten Quellen für Fruchtsäfte sog. Zitrusfrüchte, welche von Haus aus als Keimling konzentrierten Zucker enthalten. Dazu kommt: Oft werden zur Verbesserung der Haltbarkeit, des Geschmacks und der Farbe bei der Fruchtsaft-Herstellung künstliche Zucker, Geschmacksverstärker, Färbemittel und Konservierungsmittel beigesetzt.

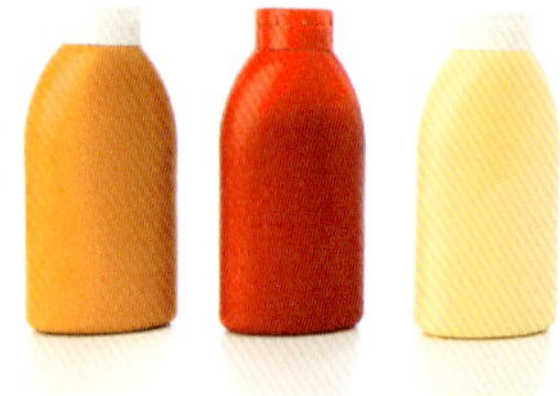

Achtung: Auch Diätzucker und Stärke erhöhen das Krankheitsrisiko. Dies führt uns zu einer weiteren, ganz wichtigen Quelle an „Stoffwechsel-Stressern" und konzentriertem Zucker: E-Stoffe, Xylit und Sorbit, welche als Geschmacksverstärker, Konservierungsmittel und Färbemittel bei der Herstellung zahlreicher (Fertig-)Nahrungsmittel Verwendung finden.
Eine erst kürzlich publizierte US-amerikanische Patientenstudie bestätigte: Auch Diätzucker und Stärke erhöhen das Krankheitsri-

siko. Gesüßte Desserts und Getränke begünstigen die Entwicklung einer Krebsvorstufe (Barrett-Ösophagus) um über 70 %. Auch das sollte zu denken geben!
Im Laufe des Lebens nimmt die Widerstandsfähigkeit gegenüber konzentriertem Zucker ab. Dies kann einerseits genetisch, andererseits durch das zunehmende Lebensalter bedingt sein. Während konzentrierter Zucker in der Jugend problemlos vertragen wird, macht sein Konsum ab dem 40. bis 50. Lebensjahr Beschwerden. Grund: Für die Verdauung von konzentriertem Zucker braucht der Körper auf einmal mehr Energie. Deshalb treten die Beschwerden immer nach dem Essen auf und lassen nach, sobald der Energie-

Wichtig: Neben dem Überkonsum von konzentriertem Zucker und der daraus resultierenden Dysbalance des Stoffwechsels sind weitere Ursachen für den Energiemangel nach dem Essen bekannt:

- Ein sogenannter „Energiefresser" im Körper, also Gewebe, das mehr Energie verbraucht als gesundes Gewebe. Dies kann eine Entzündung sein, aber auch ein Tumor oder ein Polyp. Deshalb muss vor Beginn jeder effizienten Refluxbehandlung bzw. vor jeder Umstellung der Ernährung das Vorliegen eines solchen Energiefressers ausgeschlossen werden.
- In seltenen Fällen ist eine angeborene, generelle Bindegewebsschwäche Ursache für die Erschlaffung des Anti-Reflux-Ventils.
- Auch ein Bruchtrauma, etwa nach einem schweren Verkehrsunfall oder durch Leistungs- und Kampfsport, kann zu einer Funktionsstörung des Schließmuskels führen.

mangel durch neuerliche Zufuhr von Nahrung kompensiert wird. Und genau das kennen die Betroffenen: *Während* des Essens hat man keine Beschwerden (Sodbrennen, Husten, Räuspern, Knödelgefühl im Hals); diese treten aber 15–60 Minuten *nach* dem Essen wieder auf.

Wie auch das Essverhalten sauer aufstoßen lässt

Wenn Nahrung zum Beruhigungsmittel wird

Abgesehen von der Art der Nahrungsmittel kann es auch die Art der Nahrungsaufnahme sein, die uns im wahrsten Sinn sauer aufstößt. Manche Menschen versuchen, Gefühle wie Stress, Angst, Frust, Unsicherheit oder einen empfundenen Mangel an Zuwendung und Wertschätzung durch zu viel oder falsches Essen zu verdrängen. Nahrung wird also quasi zum Beruhigungsmittel. Es hungert aber nicht der Körper, sondern primär die Seele. Leider wird bei diesen Heißhunger-Attacken fast ausschließlich zu ungesunden, hochkalorischen Nahrungsmitteln wie Burger, Bagel, Schokolade oder Chips gegriffen, mit denen man sich „belohnen"

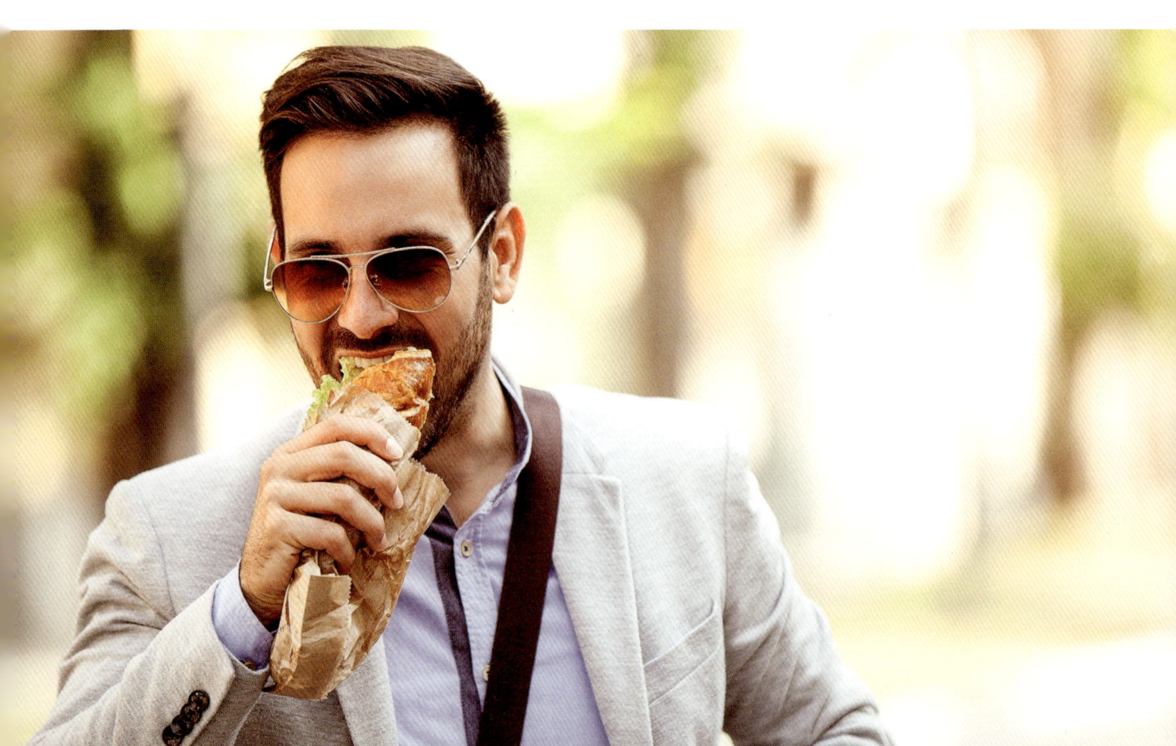

möchte bzw. die als Ausgleich für eine frustrierende Situation dienen sollen. Meist würgt man diese Snacks auch noch in großer Eile zwischendurch am Schreibtisch, vor dem Fernseher oder Computer, im Auto, in der U-Bahn-Station etc. hinunter. Selbst bei den Hauptmahlzeiten nehmen sich viele Gestresste nicht mehr die Zeit, sich aufs Essen zu konzentrieren und dieses gut gekaut und genussvoll zu verzehren. Als Folge kann es zum Verschlucken von zu viel Luft und falscher Atmung kommen.

Ungesunde Ernährung: schlechte Gewohnheit, aber zumeist Ausdruck von Frust

Um kein Missverständnis aufkommen zu lassen: Nicht jeder, der sich ungesund ernährt, tut dies, um Stress von außen oder solchen, den man sich selbst bereitet, abzubauen. Und nicht immer muss Frustessen die Ursache sein. Manchmal steckt einfach schlechte Gewohnheit dahinter. In sehr vielen Fällen dienen falsche Ernährungsgewohnheiten und ein Übermaß an konsumiertem Alkohol und Nikotin aber der erhofften Kompensation weiterer ungesunder Lebensstilfaktoren oder irgendeines empfundene Mangels („Ausbleib").

Die folgenden Ausführungen beschäftigen sich daher mit den Ursachen, die dazu führen, dass die Speiseröhre zum Austragungsort seelischer Konflikte wird. Bevor diese nicht richtig erkannt und behandelt werden, wird den Betroffenen keine der therapeutischen Möglichkeiten zur Beherrschung der Refluxkrankheit den vollen Erfolg bringen können.

Wie sich Stress auf die Speiseröhre schlagen kann

Ob im Beruf oder im Privatleben: Angst und Dauerbelastung setzen bei vielen von uns auch Magen und Speiseröhre gewaltig unter Druck. So ließ uns etwa eine Studie des schwedischen Karolinska-Instituts schon vor Jahren wissen, dass Menschen mit ausgeprägten Ängsten ein mehr als dreifach so großes Risiko haben, Sodbrennen zu entwickeln.

Wie bereits erwähnt, hat der Volksmund dafür einige sehr aussagekräftige Sprichwörter: „Es schlägt mir auf den Magen", „Das stößt mir sauer auf" …

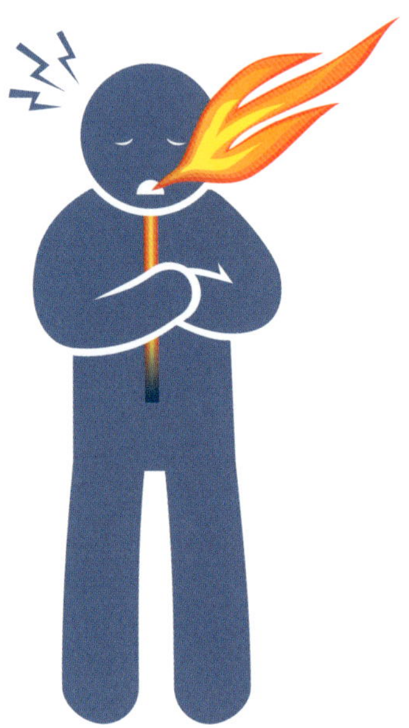

Anhaltender seelischer Druck bewirkt als Stressreaktion eine häufig erhöhte Ausschüttung der Stresshormone Adrenalin, Noradrenalin und Cortisol, und dies wiederum begünstigt den Reflux von Säure und Galle. Daher sollten Diagnostik und Behandlung auch mögliche psychische Ursachen der Refluxbeschwerden miteinschließen. Denn was hilft die aufwändigste Behandlung, wenn wesentliche Krankheitsursachen nicht berücksichtigt wurden?

Positiver und negativer Stress

Stressfaktoren sind alle inneren und äußeren Reize, die Stress verursachen und uns zu einer Anpassungsreaktion herausfordern. Positiver Stress (Eustress, nach Selye) motiviert uns und fördert unsere maximale Leistungsfähigkeit und Aufmerksamkeit. Wir empfinden dabei positive Gefühle. Negativer Stress (Distress, nach Selye) wird als unangenehm, als bedrohlich empfunden.

Grundsätzlich ist der Prozess einer Stressreaktion, aus unserer Evolutionsgeschichte heraus betrachtet, eine lebensrettende Sache. Auf eine bedrohliche Situation reagiert der Körper mit vermehrter Ausschüttung der Stresshormone. Diese fördern Stoffwechselvorgänge und stellen dem Körper kurzfristig energiereiche Verbindungen zur Verfügung. Das Herz schlägt schneller, der Blutdruck steigt, Atmung und Körpertemperatur passen sich an. Unsere Muskeln können rasch versorgt werden und auf Situationen gut reagieren. Wir sondern für die Verdauung mehr Sekrete (z. B. mehr Magensaft; erhöhte Darmsekretion und Durchfall) ab. All dies sind Körperreaktionen, die uns rasch auf eine Gefahrensituation reagieren lassen. Dazu kommt: Während wir unsere Aufmerksamkeit auf die Gefahren fokussieren, werden gleichzeitig andere, energieverbrauchende Körperprozesse unterdrückt, denn sie würden in der Situation nur behindern oder unnötig Energie verschwenden.

Mit dieser rasch aufgebrachten Energie können wir je nach Situation angemessen reagieren – mit Flucht, mit Erstarrung oder mit Angriff (fight-or-flight-Reaktion nach Cannon), je nachdem, was in einer bestimmten Situation unser Überleben bei Bedrohung am besten sichert.

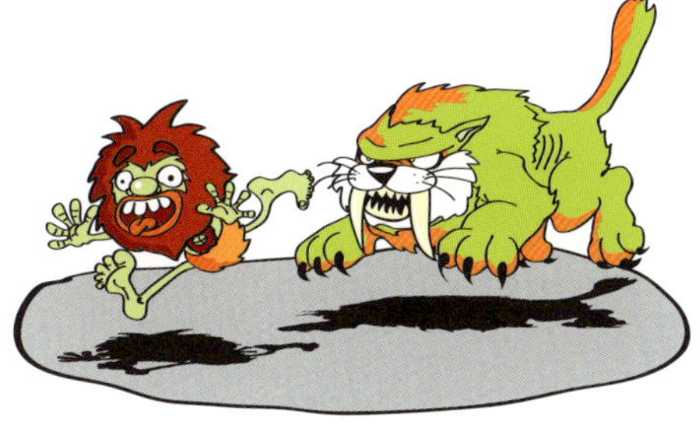

Multimedia-Lebensstil stresst die Speiseröhre

Allerdings hat sich unser Lebensstil seit den Anfängen der Menschheit grundlegend verändert. Der Stress des 21. Jahrhunderts besteht nicht mehr darin, plötzlich Auge in Auge einem wilden Säbelzahntiger gegenüberzustehen und kurzfristig um sein Überleben zu kämpfen. Der Stress unserer Tage ist primär der Körper und Seele belastende Distress, also der negative Stress. Schuld daran tragen nicht nur langfristig belastende Lebenssituationen, sondern auch der heutige „Multimedia-Lebensstil": Der Fernseher läuft, der Computer ist eingeschaltet, und zwischendurch wird auch noch der Facebook- oder Twitter-Account gecheckt. Anwesenden Personen wird kaum mehr Aufmerksamkeit zuteil, und wenn, dann eher flüchtig und zwischendurch. Ständiges „Sich-ablenken-Lassen" durch gleichzeitiges Bedienen von Smartphones und Tablets aktiviert unbemerkt, aber pausenlos Körper und Seele und stresst Speiseröhre, Magen und Darm.

Ständige Mediennutzung stresst – unbemerkt – Körper und Seele.

Dauerstress in Beruf und Freizeit

So nützlich sie auch sind – moderne Medien haben unsere Arbeitswelt leider auch zu unserem seelischen Nachteil verändert. E-Mails wollen möglichst „zeitnah" beantwortet werden, der Vorgesetzte oder der Kunde will die Ergebnisse unserer Arbeit natürlich asap (as soon as possible, also sobald wie möglich) sehen. Im Hintergrund wälzen wir so „nebenbei" gedanklich alle möglichen To-do-Listen und Probleme: den Einkauf, der nach der Arbeit noch besorgt werden muss, die Steuererklärung, die noch abzugeben ist, oder die Sporteinheit, die wir bei allem Termindruck abends auch nicht versäumen wollen.

Warum die Freizeit immer voll verplanen? Einfach einmal „faul" sein.

Dazu kommt der meist selbst auferlegte Freizeitstress. Immer ausgefallener, geradezu spektakulärer müssen die Aktivtäten sein, mit denen wir unsere Freizeit füllen. Was hätten wir denn sonst unseren „Freunden" auf Facebook & Co. zu berichten? Selbst der einfache Familienausflug am Wochenende, auf den wir uns freuen, verhindert, dass wir einfach einmal nichts tun und faul sind.

Und während uns berufliche Anforderungen und die Planung der Freizeitaktivitäten wild durch den Kopf gehen, schenken wir der Ernährung, die wir hastig nebenbei oder zwischendurch konsumieren, wenig Beachtung: Allzu oft müssen Burger oder Sandwich mit viel Wurst, Käse und Mayonnaise aus der Bäckerei nebenan eine gesunde Mahlzeit ersetzen. Den Durst löschen wir mit einer Limonade, mit Bier oder mit einem stark gesüßten Fertig-Obstsaft oder Energie-Getränk. All diese Verhaltensweisen begünstigen die Refluxkrankheit ungemein.

Dauerstress und ungesunde Ernährung: ein gefährliches Duo, das Reflux begünstigt.

Unser heutiges Problem ist also der Dauerstress, ausgelöst durch viel zu viele Reize, Ablenkungen und zeitgleiche Anforderungen. Und das macht uns früher oder später krank. Dauerstress, gepaart mit ungesunder Ernährung mit zu viel konzentriertem Zucker bewirkt eine permanent erhöhte Magensäureproduktion. Und daraus resultiert sehr häufig eine Refluxkrankheit.

Um kein Missverständnis aufkommen zu lassen: Eine kurzzeitige Anspannung (Stress) verkraftet unser Körper zumeist recht gut. Dauerbelastungen wie etwa die häufige gleichzeitige Nutzung unterschiedlicher Medien und der berufliche wie private Termindruck stressen zusätzlich und unbemerkt. Bei vielen lösen die praktisch pausenlose Kommunikation und das permanent hohe Aktivitätsniveau innere Anspannungen und oft länger anhaltende Störungen wie Sodbrennen aus oder verstärken dieses.

Zusätzlich führen Stress, aber auch Ängste bekanntlich zu einer zu flachen Atmung. Das wiederum äußert sich in Druckgefühl in der Brust, Knödelgefühl im Hals, Schluckbeschwerden oder Reizhusten. Dadurch steigt der Leidensdruck auch für jene, die ohnedies schon mit Magenbeschwerden und Sodbrennen kämpfen.

Problemfaktor Frustessen

Falsche Belohnung durch Frustessen

Streben wir – aus welchem Grund immer – Ziele an, die uns emotional nicht zufriedenstellen, kommt Frust auf und wir fühlen uns nicht gut. Manche Menschen wählen etwa einen Partner, um gesellschaftlichen Status zu erlangen oder finanziell abgesichert zu sein, und erkennen dann eines Tages, dass es emotional nicht die richtige Entscheidung war. Andere wiederum machen viele Überstunden, um sich im Job zu profilieren und gut zu verdienen, obwohl sie ihrem Wesen nach eher der kontemplative, kreative Typ wären. Können oder wollen wir nun diese Ziele nicht ändern, versuchen wir, den Stress auf andere Weise abzubauen. Eine davon ist das Frustessen, also die Ersatzbefriedigung durch den Konsum hochkalorischer Speisen und Getränke (z. B. Alkohol).

Die Diskrepanz zwischen frühkindlichen Prägungen und den letztlich im Erwachsenenalter angestrebten Zielen führt nicht nur zum Frustessen, sondern kann auch negative Folgen für die Gesundheit im Allgemeinen haben.

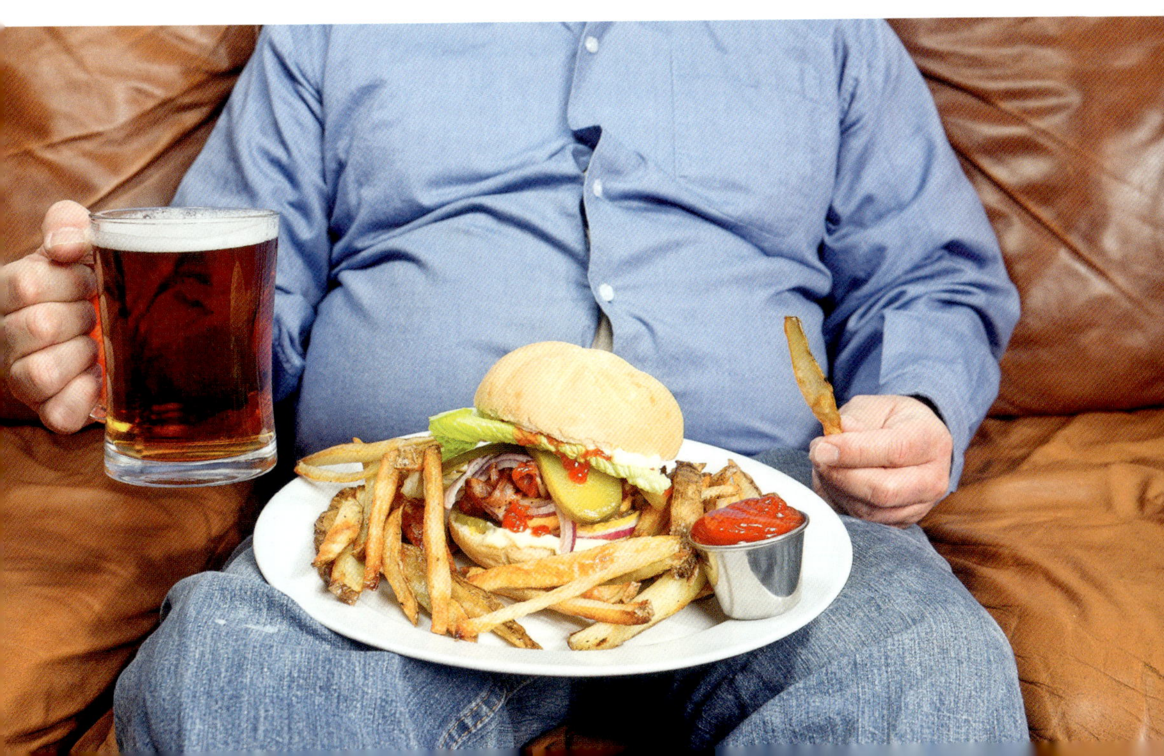

Welche Lebensstilfaktoren gilt es zu hinterfragen?

Bedenken wir diese Zusammenhänge, macht es durchaus Sinn, bei Refluxbeschwerden nicht nur die Art der konsumierten Nahrung unter die Lupe zu nehmen, sondern auch unseren generellen Lebensstil:

- Was essen wir, wie, wann und mit wem?
- Wo und wie stressig ist der Alltag ums Essen herum?
- Wie viel Zeit haben wir für Ruhe und Muße?
- Wie viel Zeit nehmen wir uns für den persönlichen Austausch mit anderen Menschen?
- Wann haben wir das letzte Mal einen erholsamen Urlaub vom Alltag – ohne exzessiven Sport oder Sight-Seeing-Marathon – gemacht?
- Achten wir genug auf uns selbst, auf unseren eigenen Körper, aber auch auf unsere Seele?
- Wie viel Zeit bleibt, um uns genug zu bewegen und in die frische Luft hinauszugehen?
- Wie viel Zeit nehmen wir uns, um innezuhalten und darüber nachzudenken, ob wir in dem Leben, das wir gerade führen, glücklich sind? Reden wir mit anderen Menschen überhaupt über solche Dinge?

Wenn Reflux selbst zum Stressauslöser wird

Andersherum betrachtet kann eine Refluxerkrankung, die der Betroffene anfangs als eine rein körperliche Beeinträchtigung erlebt, auch psychische, also seelische Belastungen hervorrufen: Manche fürchten sich vor einer schwerwiegenden Erkrankung wie Speiseröhrenkrebs, andere leiden unter Schlafstörungen, weil sie über die Erkrankung und ihre Folgen grübeln. Auch Neid- und Ärger-Gefühle („Warum dürfen die anderen essen, was sie wollen, und ich bekomme Schmerzen, wenn ich das tue?") und Schuldgefühle („Was habe ich falsch gemacht?", „Habe ich ungesund gelebt?", „Warum habe gerade ich diese Erkrankung?") können Betroffene seelisch belasten. So mancher leidet durch die ständig störenden Refluxbeschwerden auch unter Konzentrationsproblemen im Alltag.

Nachstehendes Patientenbeispiel zeigt, wie sich anhaltende Refluxbeschwerden auf den Beruf auswirken können:

PATIENTENBEISPIEL

Herr Bernhard W., 32, ist Diplomingenieur in einem Elektrotechnik-Betrieb. Er mag seine Arbeit gerne, hat allerdings aufgrund seiner Refluxbeschwerden ein zunehmendes Problem: Sein Chef, der ihn als kreativen Kopf sehr schätzt, möchte ihn immer öfter zu Besprechungen in die holländische Firmenzentrale mitnehmen. Herr W. scheut aber die gemeinsamen Abendessen, da er nach üppigem Essen und beim Genuss von Alkohol unter starkem Aufstoßen, Übelkeit und Schluckbeschwerden leidet. Er kann daher nicht, was von ihm erwartet wird: mit den Kollegen den Abend gemütlich an der Hotelbar ausklingen lassen. „Wenn ich nur an ein gemeinsames Abendessen denke, krampft sich in mir alles zusammen. Ich sehe mich dort sitzen, ganz angespannt, weil ich mit dem Aufstoßen kämpfe, ich esse kaum etwas und gehe mehrere Male auf die Toilette. Mein Verhalten ist mir peinlich. Ich habe schon Angst, die Kollegen denken, ich sei etwas seltsam und kontaktscheu oder unsicher, deshalb vermeide ich es so gut es geht, überhaupt für solche Reisen eingeteilt zu werden. Eigentlich schade, ich würde die beruflichen Reisen sicherlich unbeschwerter genießen, wenn ich nur nicht immer meine Beschwerden hätte", erzählt Herr W. anlässlich der Erstuntersuchung. Was ihn zusätzlich verunsichert: Sein Vorgesetzter ist bereits irritiert, dass er sich immer öfter vor Dienstreisen und Geschäftsessen drückt.

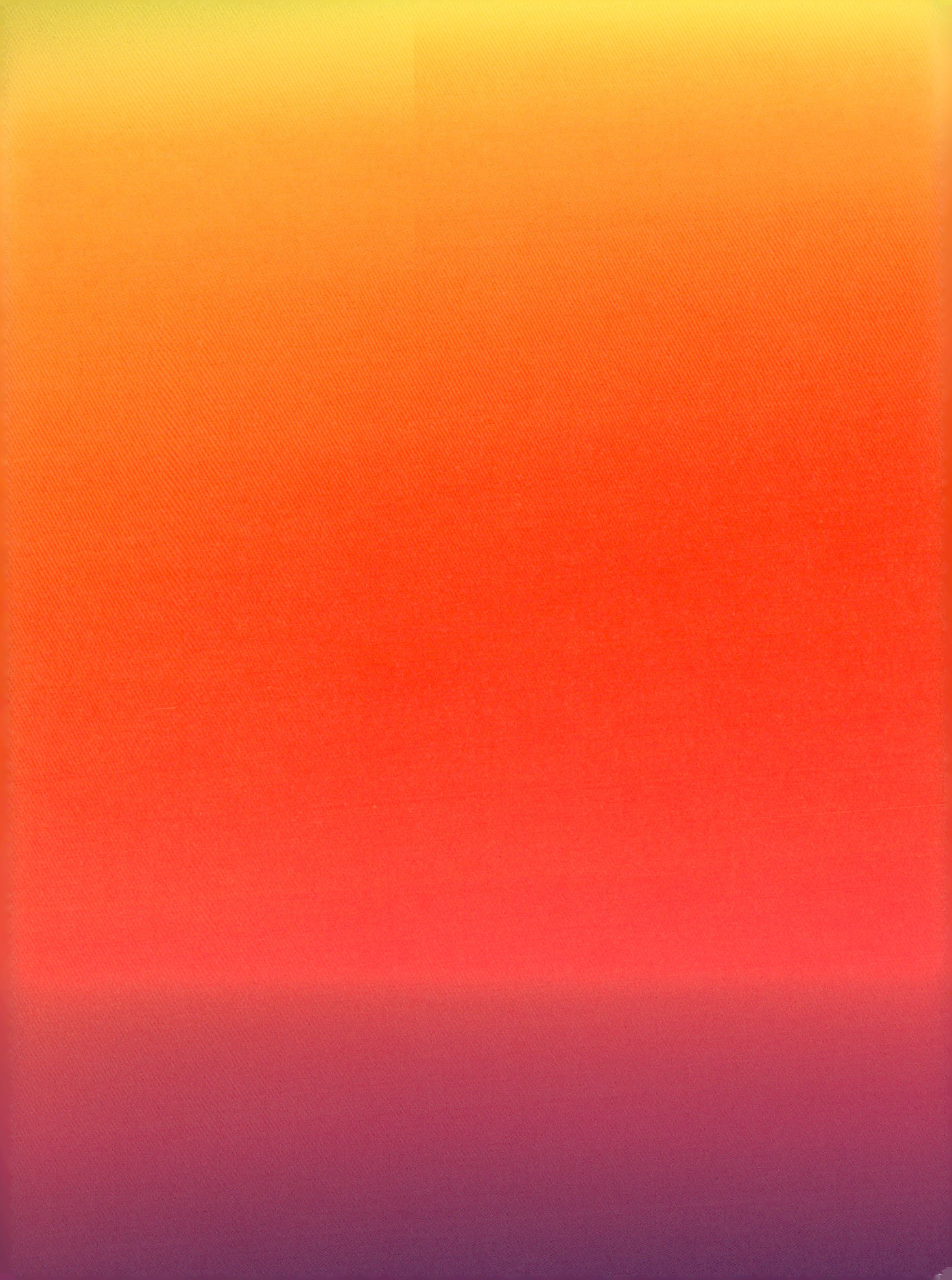

2 Die Speiseröhre als Austragungsort seelischer Dissonanzen

Warum ist gerade die Speiseröhre Bühne für die Austragung von bewusstem und unbewusstem Dauerstress? Welchen Zusammenhang gibt es zwischen Speiseröhre und Seele, zwischen Sodbrennen und Denken? Was hat das alles mit dem *Ausbleib*, also dem empfundenen oder auch realen Mangel an Wertschätzung und Zuwendung zu tun? Ist die Refluxkrankheit vielleicht die Allegorie für die Unzufriedenheit des heutigen Menschen? Ist das Gefühl des Ausbleibs ein Warnsignal dafür, der Vereinsamung des Menschen, der in die Machenschaften der modernen Welt verstrickt ist, entgegenzuwirken und sich auf das Wesen seiner Existenz zu besinnen, welches da lautet: einfach *werdend* zu *sein*, und das vor allem gemeinsam und nicht gegeneinander?
Kann uns ein einfaches Organ wie die Speiseröhre wirklich so unglaublich viel mitteilen?

Die Speiseröhre wurzelt im Gehirn

Kein gutes Denken ohne einen guten Stoffwechsel!

Konkret könnten Sie sich das etwa so vorstellen: Speiseröhre, Lunge, Schlund, Rachen, Mund und Hals ähneln einem auf dem Kopf stehenden Baum, dessen Wurzeln die Nerven im Gehirn bilden. Der Baum kann nur dann gut gedeihen, sprich: der obere Verdauungstrakt kann nur gut funktionieren, wenn der Stoffwechsel dem Gehirn und der Speiseröhre positive Energie liefert. Fazit: *Kein gutes Denken ohne einen guten Stoffwechsel!*
Es gibt nun drei Gründe, warum die feingliedrigen Äste morsch werden und die zart geformten Blätter am Baum sich verfärben und verwelken können:

1. Der Baum kann von starkem Unwetter, Regen, Sturm und Hagel geplagt sein (= Säureattacke aus dem Magen) und/oder bekommt zu wenig Sonnenlicht und Luft (Umweltverschmutzung, Elektrosmog).
2. Der Boden, in dem der Baum wurzelt, gibt schlechte Energie ab. Darunter kann man sich einerseits den Energiemangel durch ungesunde Ernährung (Dysbalance des Stoffwechsels) vorstellen und/oder die schlechte Energie direkt aus dem Gehirn. Letz-

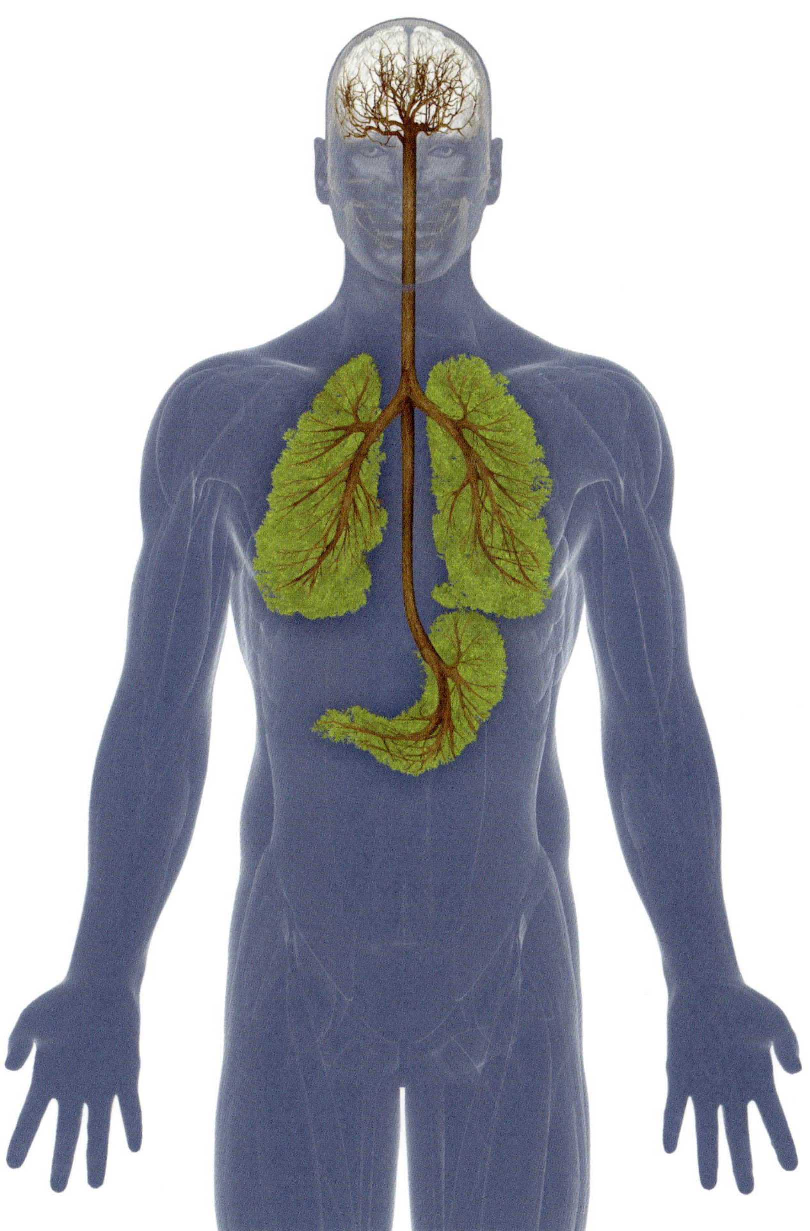

Schlechte Stimmung und falsche Ernährung beeinträchtigen die Funktion des oberen Verdauungstraktes.

teres bedeutet: Trübe Gedanken und schlecht gestimmte Wahrnehmungen drücken auf die Wurzeln und damit auf Äste und Blätter im Baum, sodass diese morsch werden, verwelken und abfallen (= Sodbrennen, Entzündung der Speiseröhre, Refluxschleimhaut, Barrett-Ösophagus).

3. Die Kombination aus den beiden genannten Gründen. Schließlich sind Baum, Luft, Licht und der Boden, in dem er wurzelt, immer eine *gemeinsame* Einheit. Das erklärt auch, warum die beiden erstgenannten Punkte nicht zu trennen sind. Diese Erkenntnis ist ganz wichtig für das Verständnis der Beziehung zwischen Speiseröhre und Gehirn. Die Speiseröhre ist, weil sie im Gehirn wurzelt, eine röhrenförmige *Ausstülpung des Gehirns* bis in den Bauch. Also ein *Gehirnfortsatz,* so wie Augen, Nase, Zunge und Ohren.

Wie verhält es sich nun mit den Wahrnehmungen? Welche Wahrnehmungen gibt es und was passiert da in unserem Gehirn? Wie beeinflusst die Verarbeitung von Wahrnehmungen die Empfindungen in der Speiseröhre?

Denken und Stimmung

Idente Wahrnehmungen können positiv oder negativ erlebt werden.

Beim Denken übersetzen wir unsere Wahrnehmungen (Bilder, Filme, Hör-, Tast-, Schmeck- und Riechbares) in Zeichen, damit wir sie für uns interpretieren oder anderen mitteilen können. Zumeist tun wir dies in Form der Sprache, unterstützt durch Gestik und Körpersprache, und immer je nach aktueller Stimmung. Diese kann, wie uns unsere Erfahrung lehrt, positiv oder negativ sein.

Mit dem Denken verhält es sich ebenso wie mit der Musik. Die Töne sind absolut (B, A, C, H). Je nachdem, wie wir sie spielen und mit welchem Instrument, klingen dieselben Töne einmal positiv, dann eher wieder schwermütig und traurig. Genauso verhält es sich mit unserem Denken: Die im Rahmen eines Denkprozesses entstehende Energie ist absolut und neutral und lässt sich mittels EEG sogar genau messen. In der Magnetresonanztomographie (MRT) kann man mit speziellen Markern sehen, in welchen Arealen des Gehirns beim Denken viel Energie (= Zucker) verbraucht wird. Dort kommt es zu einer vermehrten Anreicherung des Markers. Wir können uns also ansehen, wo im Gehirn gedacht wird. Einmal aktiviert, können Nervenreize mit einer unglaublichen Geschwindigkeit (3–7 Meter pro Sekunde) vom Gehirn in die Speiseröhre und den Hals und wieder zurück rasen. Aber so wie mit den Tönen und den Instrumenten geben wir der Wahrnehmung einmal eine positive und dann wieder eine negative Stimmung. Und genau diese ist jener Teil unseres Lebens, der sich mittels Technik oder einer Maschine nicht messen lässt. Aber genau darum geht es: Einmal wird ein und dieselbe Wahrnehmung von uns positiv, dann wieder negativ erlebt, je nach unserer Gemütslage. Schon der großartige griechische Denker Parmenides hat es um 470 v. Chr. auf den Punkt gebracht, als er sagte: *Denken und Sein ist Dasselbe*.

Arten der Wahrnehmungen

Worauf unsere Eindrücke basieren

Eindrücke, die wir gewinnen, können aktuell entstehen, auf Vergangenem fußen oder durch im Unterbewusstsein zwischengeparkte Erinnerungen hervorgerufen werden. All diese Wahrnehmungen können positiv oder negativ besetzt sein. Im Zusammenhang mit

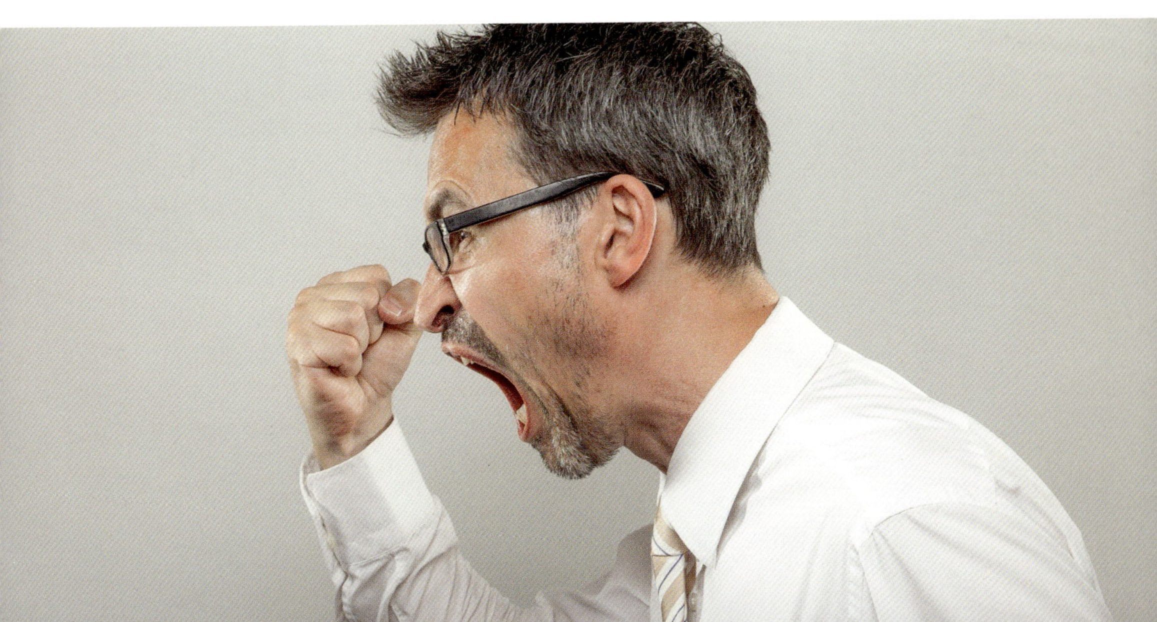

der Entstehung der Refluxkrankheit interessieren natürlich letztere. Da zählen also zunächst einmal jene Dinge, die wir augenblicklich als von außen auf uns treffende Reize *live* erleben: Der Chef brüllt uns an. Das Kind schreit pausenlos. Ein zu pflegender, dementer Familienangehöriger wirft mit Exkrementen herum. Wir erhalten eine für uns schlechte Nachricht via Telefon, SMS oder E-Mail.

Oft werden Wahrnehmungen von Gedanken und Erinnerungen geprägt, die im Unbewussten vorhanden sind.

Dann gibt es die Wahrnehmungen aus der Erinnerungskiste, für die wir die Zusammenhänge, Gründe und Folgen nicht immer klar nachzuvollziehen vermögen. Bilder bzw. Filme von Erlebtem, also etwa der letzte Arbeitstag, Streit mit dem Ehepartner, Sorgen wegen der Kinder oder wegen älterer Angehöriger etc.

Und weiters werden unsere Wahrnehmungen von Gedanken und Erinnerungen geprägt, die sozusagen im Unbewussten geparkt sind. Wir erkennen sie nicht als solche, aber sie hinterlassen ihre Spuren und Abdrücke in unserer Stimmung und generell in unserem Gemüt. Plötzlich wissen wir nicht, wie uns geschieht. Wie es scheint, befällt uns völlig unvermittelt eine Traurigkeit, Unsicherheit oder depressive Verstimmung, gepaart mit Sodbrennen, Knödelgefühl im Hals, Husten, Asthma-artigem Husten oder Heiserkeit.

Was ist hier geschehen? Hier sucht sich unverarbeitetes Emotionales ein Ventil, um auf sich aufmerksam zu machen, um sich Luft zu machen.

Cross Talk zwischen Gehirn und Speiseröhre

Wie kommt es nun zur Wahrnehmung von Refluxbeschwerden? Grundsätzlich gilt: Schmerzen werden immer im Gehirn wahrgenommen, egal ob sie durch einen Reiz aus der Speiseröhre (= peripher) oder zentral im Gehirn entstehen. Vorstellen können Sie sich das etwa so: Gedanken, Gefühle und Stimmungen sind nichts anderes als Energiefelder. Solche entstehen in einer Region des Gehirns und breiten sich in Nachbarregionen aus. Je nach der Funktion der Areale im Gehirn erzeugen diese Energiefelder Veränderungen des Gemüts und der Stimmung. Sie müssen sich freuen, lachen oder werden bedrückt und weinen.

Drücken nun diese Energiefelder auf jene Areale im Hirnstamm, wo die Nerven der Speiseröhre und des Halses wurzeln, kommt es zur Reizung von Speiseröhre, Hals, Rachen und Mund. Die Folge: Sie haben Sodbrennen, Aufstoßen, Hals-, Mund- und Zungenbrennen, Knödelgefühl im Hals.

Umgekehrt kann auch eine Säureattacke die Speiseröhre reizen. Sie leitet dann diese Reizwelle über den *Nervus vagus* in den Hirnstamm weiter, wo die Nerven der Speiseröhre wurzeln. Dort kommt es zur Entladung von Energie, welche sich wiederum als Welle in die benachbarten Gehirnareale ausbreitet. Dadurch werden diese Gehirnareale zum Mitschwingen aktiviert. Das führt in weiterer Folge zu Schwankungen der Stimmung und des Gemüts, zu Husten, Lachen oder Weinen.

Gedrückte Stimmung kann die Speiseröhre reizen. Vice versa kann sich Sodbrennen aufs Gemüt schlagen.

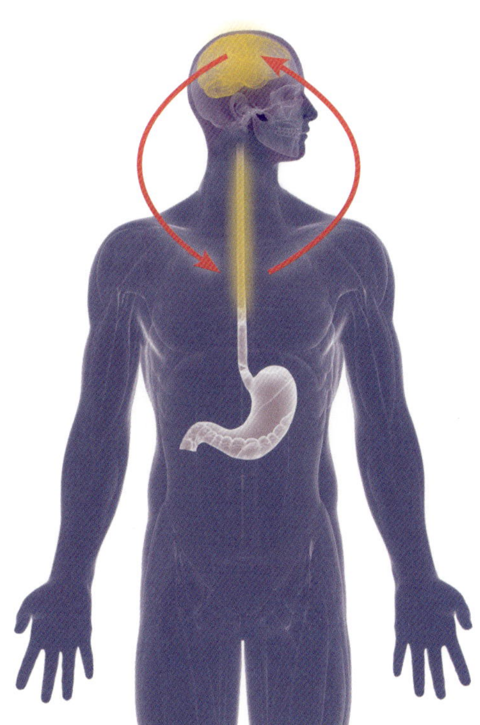

Wechselseitige „Unterhaltung" zwischen Gehirn und Speiseröhre: Cross Talk

Die Weiterleitung von Nervenreizen ist also in beide Richtungen möglich: von der Speiseröhre ins Gehirn bzw. vom Gehirn in die Speiseröhre. *Diese komplexe Unterhaltung zwischen Gehirn und Speiseröhre, auch als Cross Talk bezeichnet, bestimmt Art und Intensität Ihrer Beschwerden.*

Reflux und die Verarbeitung des Erlebten auf der emotionalen Ebene steuern gemeinsam die Beschwerden wie etwa Sodbrennen.

Die Ausführungen sollen helfen zu verstehen, warum Reflux und die Verarbeitung des Erlebten auf der emotionalen Ebene *gemeinsam* die Beschwerden steuern, die man wahrnimmt (z. B. Sodbrennen, Husten, Heiserkeit). Die Frage ist nur, was vermag mehr Beschwerden auszulösen: der messbare Reflux oder die Steuerung aus dem Gehirn? Wer dominiert im speziellen Fall den Cross Talk: das Gehirn, die Speiseröhre oder machen beide den Job? Es ist nicht immer leicht, herauszufinden, wie viel davon ursächlich im Gehirn und wie viel in der Speiseröhre entsteht. Dass beide Seiten daran beteiligt sind, steht aber außer Frage.

Erfahren Sie nun, warum die Speiseröhre *zur Bühne für den Austrag des Ausbleibs*, also eines empfundenen oder tatsächlichen Mangels, geworden ist.

Der Ausbleib als (empfundener) Mangel an Zuwendung

Unter *Ausbleib* verstehen wir das als Mangel empfundene Aus- bzw. Wegbleiben von Zuwendung, die wir als notwendig erachten, auf die wir glauben, einen individuellen Anspruch zu haben, die wir aber, aus welchen Gründen auch immer, nicht (mehr) bekommen haben. Die Zuwendung ist nicht unwiederbringlich weg, sonst wäre es ja ein *Aus-sein* und ein *Weg-sein*. Es ist also eine Zuwendung, von deren Existenz wir Kenntnis besitzen, weil wir sie schon erfahren haben, von der wir aber durch die Geschehnisse und Umstände des Lebens getrennt worden sind. Deshalb geht es beim Ausbleib im Wesentlichen um den Mangel an Aufmerksamkeit, Respekt, Würde, Anerkennung, Wertschätzung, Dankbarkeit.

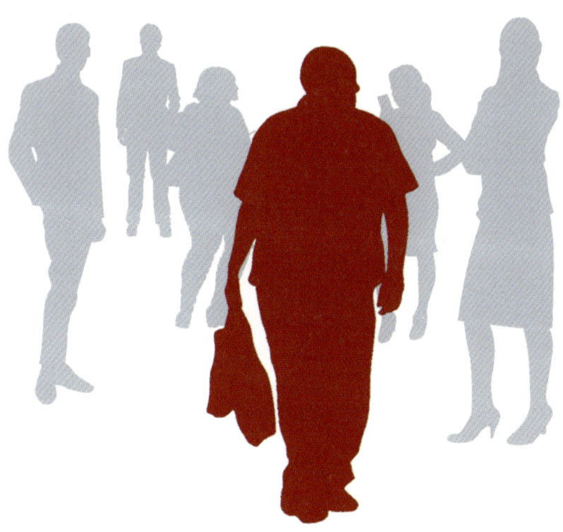

Das folgende Beispiel schildert eine typische Situation, in der sich ein starker Mangel an Wertschätzung kurzfristig auf die Speiseröhre schlagen kann:

PATIENTENBEISPIEL

Der Chef einer großen, renommierten Anwaltskanzlei betritt das Zimmer eines erfahrenen angestellten Juristen und herrscht diesen in sehr groben Worten zusammen. Ein unglaublich lauter Tsunami negativer Energie prasselt in Form eines akustischen Wolkenbruchs auf den Mitarbeiter nieder.

Der Angestellte hat hart und sorgfältig – in den letzten Tagen bis Mitternacht – an dem speziellen Fall gearbeitet und wie immer sein Bestes gegeben. Nun muss er sich vor allen Kollegen lautstark sagen lassen, dass er nicht präzise genug gearbeitet und zu spät abgeliefert habe, wobei beides nicht den Tatsachen entspricht. Der Angestellte fühlt sich von einer Sekunde auf die andere bedroht, schließt alle Körperöffnungen, presst die Lippen fest aufeinander, hört kurzfristig auf zu atmen und nimmt eine starre Sitzhaltung ein. Augenblicklich wird der Wortschwall im Gehirn verarbeitet, und beim

Angestellten kommt das Gefühl auf: „Das vermag ich ja fast nicht mehr runterzuschlucken!" Er tut es aber doch, immerhin wird er gut bezahlt und hat eine anspruchsvolle Familie zu erhalten.

Nach wenigen Sekunden beginnt er zu husten, fühlt wieder ein Knödelgefühl im Hals und räuspert sich. Je öfter eine solche Situation erlebt werden muss, desto nachhaltiger schlägt sie sich auf die Speiseröhre nieder. Und irgendwann sucht der Jurist dann wegen Sodbrennen, trockenem Husten oder Knödelgefühl im Hals den Arzt auf …

Aber auch dem cholerischen Kanzleichef ist es bei dieser Szene nicht gut gegangen. Im Nachhinein fühlt er sich schlecht, kann sich aber nicht sofort entschuldigen, denn das würde man wohl als Zeichen von Schwäche interpretieren. Die Folge: Auch er, der Chef, hat nun Beschwerden, bei ihm sind es Magendrücken und Sodbrennen. So kehrt er in sein Arbeitszimmer zurück, schließt die Türe und bleibt allein. Resümee: Nach solchen Szenen steht es gesundheitlich meist 1:1 für alle Beteiligten.

Ausbleib, also Mangel, hat viele Gesichter: Es kann an Wertschätzung, Dank, Zuwendung oder an Liebe fehlen.

Im Alltag tritt uns dieser Mangel also in vielerlei Gesichtern entgegen: Der Partner, der den finanziellen und persönlichen Einsatz für die Familie nicht zu würdigen weiß. Der zu pflegende Angehörige, für den man sich aufopfert, der einem aber stets Unzufriedenheit anstelle von Dankbarkeit entgegenzubringen scheint. Der Chef, der unser ehrliches Engagement fürs Unternehmen nicht wertschätzt. Die Behördenvertreter, die uns und unser Anliegen offenbar nicht ernst genug nehmen. Oder aber die mangelnde Zuwendung und Aufmerksamkeit durch Ärzte und Therapeuten, denen heute dafür vom Gesundheitssystem viel zu wenig Zeit, Raum und Geld zur Verfügung gestellt wird, um Patienten die Zuwendung zu schenken, die sie verdienen.

Empfundener Mangel verursacht Enttäuschung und Frust und damit negativen Stress, und dieser rächt sich, wie schon erwähnt, mit Schwächung des Anti-Reflux-Ventils und Refluxbeschwerden (Sodbrennen etc.).

Was diesen Mangel verursacht

Ausbleib, also Mangel, wird sowohl durch unsere heutigen Lebensumstände als auch durch uns selbst provoziert. Werfen wir im Folgenden einen Blick auf die Hauptursachen:

Der Mensch als Sklave der Wirtschaft

Die moderne Zeit ist ob der Dominanz der Technik viel schnelllebiger geworden. Der Mensch wird entwertet wie eine Fahrkarte und zum Konsumenten, sprich Handlanger, für irgendeine Form des neuzeitlichen Despotismus degradiert: Nahrungsmittelindustrie, Pharma- & Medizintechnik-, Computer-, Elektronik- & Unterhaltungsbranche, Mode-, Auto- und Reiseindustrie sind die echten „Herrscher" der modernen Welt. Bewertet wird man nur noch nach Umsatz und Gewinn. Trägt man nicht mehr ausreichend zur Gewinnsituation bei, wird man einfach entlassen oder muss sich mit schlechteren Konditionen zufrieden geben. Wie soll in diesem Überlebensstress noch ausreichend Zeit für Besinnung und Selbstreflexion sein?

Außerdem, und das ist ganz wichtig, darf man ja keine Schwäche zeigen. Die Folge: Um nicht „uncool" zu wirken, bleibt man mit seinen Problemen allein! Mit anderen Worten, man muss mit den Energiefeldern, die als Sorgen, Ängste und Einsamkeit zwischen Speiseröhre und Gehirn hin und her rasen, selbst fertig werden. Und wenn das überhaupt gelingt, dann nur wenigen von uns.

Kann auch krank machen: Wir vermeiden es, „ein Problem" zu haben.

Der Mensch als Sklave der Technik

Geblendet durch die strahlende Faszination der Technik, durch Ausbleib eines wesensfreudigen Denkens und durch den Mangel an Besinnung, ist der Mensch von heute als Sklave der Computertechnologie isoliert. Er muss nicht mehr in die Fabrik gehen, die ihn versklavende Fabrik liegt in Form des Mini-Computers in seiner Hand. Er hat es scheinbar, aber nicht wirklich in der Hand, die Fabrik einfach wegzuwerfen und sich davon zu befreien.

Unbemerkt hat die moderne Kommunikationstechnologie längst die Herrschaft über unseren Alltag erobert. Nach und nach verdrängt sie die seit Beginn der Menschheitsgeschichte gepflegte, direkte Kommunikation zwischen Mitmenschen. Die Folge: Immer mehr Menschen vereinsamen vor ihren Computern, Tablets und Smart-Phones und entwickeln sich zu „Autisten", denen jede Spontanität jenseits von Internet und sozialen Netzwerken abhandengekommen ist.

Welche Anteilnahme können wir von „Friends" oder „Followers" in sozialen Netzwerken erwarten?

Sogar die Partnersuche, das Liebesleben und die Fortpflanzung werden quasi vom Computer bestimmt. Auch das ist, wenngleich von vielen nicht wahrgenommen, eine Form von Ausbleib, also Mangel: Man kann natürlichen Bedürfnissen nicht mehr nachgehen, wie sie früher etwa am sogenannten Stammtisch entfaltet werden durften. Da konnte man sich im wahrsten Sinn des Wortes

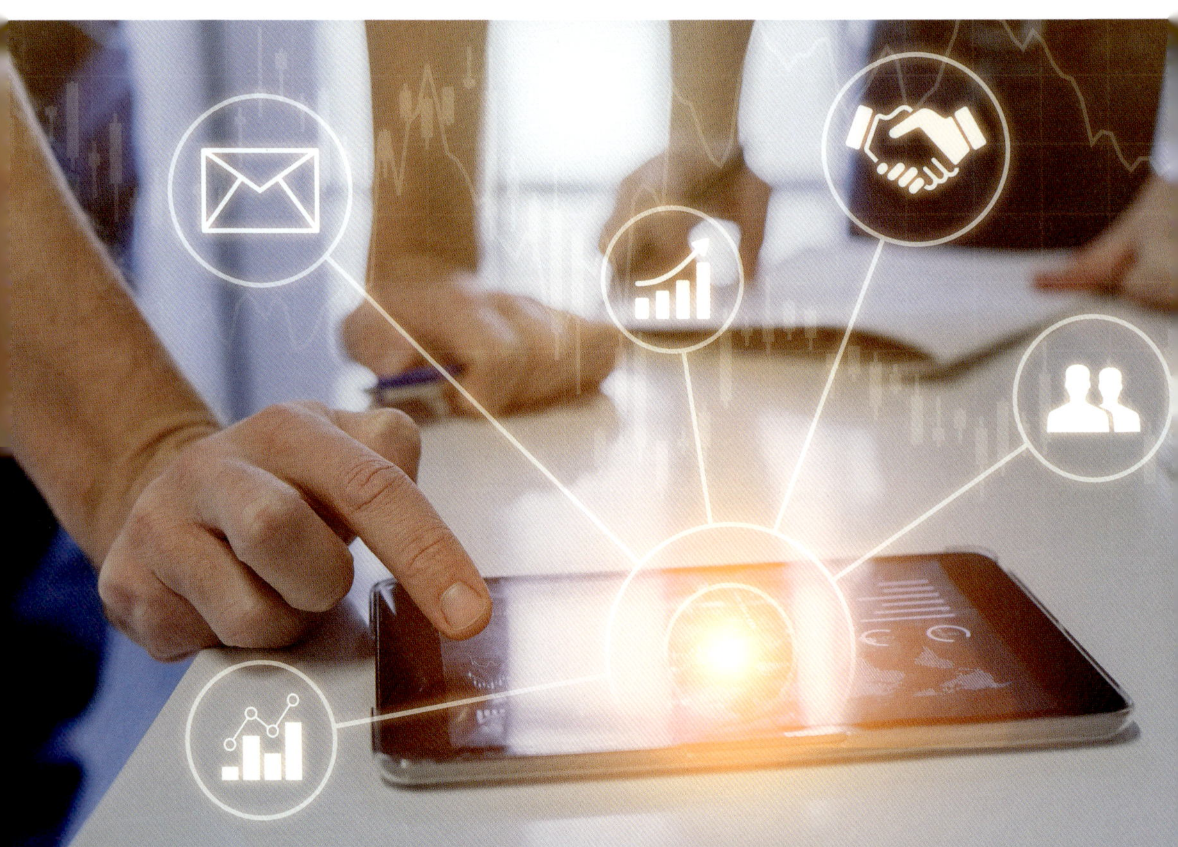

noch freireden und Schwäche, Gefühle sowie Sehnsüchte zeigen. Wo können wir uns heute noch aussprechen und ehrliches Feedback erwarten? Bei und von unseren zahlreichen „Friends" und „Followers" in Facebook & Co.?

Der Mensch als sein eigener Sklave

Muss immer alles im „grünen Bereich" sein?

Heute muss alles unnatürlich perfekt glänzen und strahlen. Allen geht es immer gut. Allen *hat* es immer gut zu gehen, also redet man sich ein, dass es einem natürlich immer gut geht. Wer hat schon den Mut zu sagen, dass es ihm miserabel geht? Und wenn ja, welche Anteilnahme, welche Hilfe könnte er wohl erwarten? Irgendwann wird man dann auch nicht mehr danach gefragt. Wer will in unserer Spaßgesellschaft schon von Problemen anderer hören? Also bleiben wir mit unseren Sorgen allein, und das schadet mit der Zeit nicht nur der Seele, sondern dem ganzen Körper. Auch der Ausbleib von Ehrlichkeit sich und anderen gegenüber macht krank.

Typisch hausgemacht ist auch der häufig selbst auferlegte Zeitdruck. Die vom Computer gesteuerte Zeit gibt Gas, unheimlich viel Gas. Und anstatt dem hin und wieder die Stirn zu bieten und zu „entschleunigen", setzen wir noch ein Quäntchen nach, indem wir selbstverständlich alles zeitnah und möglichst zeitgleich erledigen. Damit wird alles schnelllebiger, wertlos und ein einziger Wettlauf. Alles zielt nur noch ab auf raschen Konsum, Unterhaltung und Sinnlosigkeit. Nur nicht stören (engl.: *Jamming*), nur nicht denken!

Unzählige, aber wenig verwertbare Informationen belasten unseren Verdauungstrakt.

Ebenso haben wir es verlernt, Dingen die Zeit zu geben, die sie brauchen. Wir haben noch nie eine derartige Vielzahl von Informationen gleichzeitig gesammelt und noch nie so wenig verwertbares Wissen erworben wie heute! Die ungebremste Welle an gleichzeitig auf uns herein prasselnden Informationen reizt, wie bereits im Abschnitt „Die Refluxkrankheit: Antwort der Speiseröhre auf unseren Lebensstil" ausgeführt, Speiseröhre, Magen und Darm.

Warum nicht hin und wieder „Digital Detox?"
Was, wenn nun einer daherkäme, uns lieb hätte und uns den Strom abschaltete? Wäre uns damit geholfen? Was täten wir mit dieser ungewohnten *Freiheit?* Wir sind nicht gegen den technischen Fortschritt. Im Gegenteil: Ohne Vernetzung durch Computer könnte etwa vielen Patienten im Akutfall nicht so rasch geholfen werden und – nicht zuletzt – wir könnten dieses Buch nicht via Internet einer großen Anzahl von Menschen zugänglich machen!

Es liegt an uns, hin und wieder – im wahrsten Sinne des Wortes – abzuschalten.

Es wird niemand kommen und uns den Strom abschalten oder das Handy wegnehmen. Für den „Digital Detox", also die digitale „Entgiftung", müssen wir schon in Eigenverantwortung sorgen. Wie wäre es, hin und wieder am Wochenende darauf zu verzichten, E-Mails und Twitter-Meldungen via Smartphone zu checken? Oder anstelle stundenlangen Chattens in „sozialen Netzwerken" echte Sozialkontakte mit Freunden zu pflegen? Selbstverständlich ohne dabei ständig auf sein Handy zu blicken!

Warum Refluxbeschwerden einen Sinn haben

Der oben stehende Satz mag dem unter starkem Sodbrennen Leidenden wie ein Hohn vorkommen. Welchen Sinn sollen quälende Schmerzen schon haben? Wir wollen es Ihnen kurz erklären:
Unsere Speiseröhre will uns über merkbare Refluxsymptome eine ganz wichtige Botschaft übermitteln: Neben einem ernsthaften Überdenken der Ernährungsgewohnheiten regt uns die leidende Speiseröhre an, unser Leben zu hinterfragen, uns ein wenig zurückzunehmen, leiser zu treten, um größeren Schaden für den Körper abzuwehren.
Das Faszinierende daran: Unter dem Druck und Stress des modernen Lebens schafft es der Körper des Menschen, sich gegen all dies aufzubäumen, und nimmt sich die Freiheit, Zeichen zu setzen. Im Fall der Refluxbeschwerden ist es die Speiseröhre, die zum Aus-

tragungsort der durch unseren heutigen Lebensstil entstandenen Unzufriedenheit geworden ist. Man könnte auch sagen: zur Bühne für die Austragung des mit Ausbleib bezeichneten Mangels an Zuwendung jeglicher Natur.

Gründe für die rapide Zunahme an Refluxpatienten seit den 90er-Jahren

Das Phänomen der gegen den modernen Lebensstil revoltierenden, signalgebenden Speiseröhre ist übrigens relativ jung. Seit Beginn der 1990er-Jahre nimmt die Anzahl der Refluxpatienten weltweit rasant zu, ebenso wie die Zahl der Neuerkrankungen am Barrett-Karzinom, also am Reflux-bedingten Speiseröhrenkrebs. Als Ursachen dafür gelten einerseits die sich dramatisch ändernden Ernährungsgewohnheiten (z. B. Fast Food), der zunehmende Bewegungsmangel sowie – durch immer mehr Studien belegt – auch Dauerbelastungen in Form von negativem Stress.

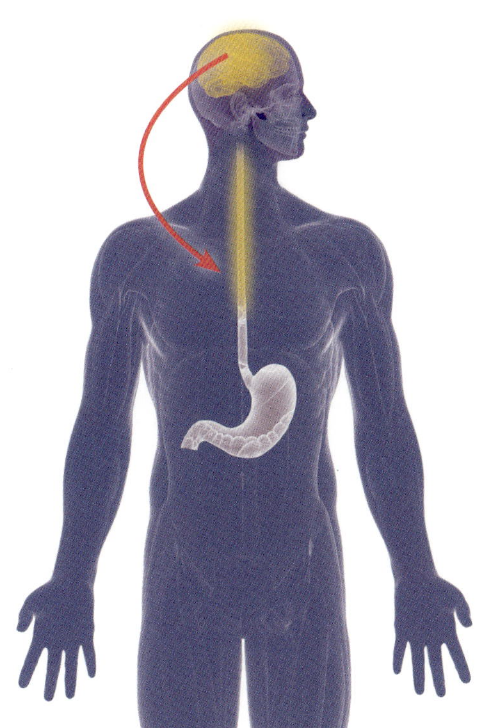

Impulse vom Gehirn an die Speiseröhre

Eines von mehreren Phänomenen ist in dem Zusammenhang die sogenannte überempfindliche Speiseröhre (hypersensitiver Ösophagus): Negative Wahrnehmungen (Erinnerungen, Verarbeitung von Unbewusstem, Tagträume) aus dem Gehirn reizen die Speiseröhre und machen diese für Reflux ganz besonders empfindlich. Bei Betroffenen bleiben die Druck- und Transportmessung ohne Befund. Bei der Refluxmessung findet sich trotz sehr starker Sodbrennen-Beschwerden eine weitgehend normale Anzahl an Refluxepisoden, diese werden aber besonders stark wahrgenommen. Mit anderen Worten: Der Patient leidet, aber es ist kein übermäßiger Rückfluss von Magensäure feststellbar. Eine Therapie mit einem Magensäureblocker hilft da üblicherweise nicht. Was ist geschehen? Emotional bedingte Reize aus dem Gehirn haben die Speiseröhre überempfindlich gemacht.

Emotional bedingte Reize aus dem Gehirn können die Speiseröhre überempfindlich machen.

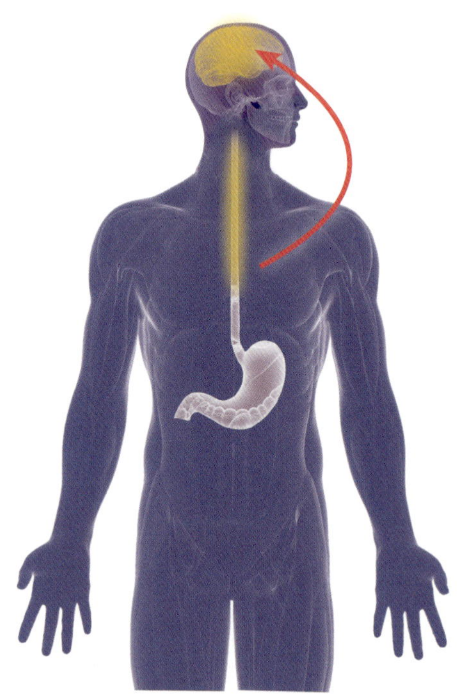

Impulse von der Speiseröhre an das Gehirn

Es geht auch umgekehrt (vice versa): Eine ständige Reizung der Speiseröhre durch Reflux kann das Gehirn so stimulieren, dass Betroffene neben Sodbrennen auch Übelkeit, depressive Verstimmung und Müdigkeit bis hin zu Kopfschmerzen verspüren.

Refluxkrankheit: Diagnose nur ganzheitlich

Die bisherigen Ausführungen zeigen eines ganz klar auf: Die Refluxkrankheit kann viele, oft in engem Zusammenhang stehende Ursachen haben. Neben einer in manchen, wenigen Fällen bestehenden erblichen Veranlagung schlagen sich nahezu immer ein ungesunder Lebensstil in Form von falscher Ernährung und Bewegungsmangel sowie belastende Umweltsituationen und als deren Folge ein starkes Gefühl mangelnder Zuwendung zu Buche.

Refluxbeschwerden müssen daher unter einem ganzheitlichen Gesichtspunkt erfasst werden. Deshalb findet sich in Kapitel 3 neben der rein medizinischen Diagnose auch die für viele Patienten nicht minder wichtige psychologische Bestandsaufnahme. Daraus folgt: Es ist Aufgabe eines verantwortungsvollen Arztes, schon beim Erstgespräch mit dem Patienten das Vorhandensein möglicher psychologischer Hintergründe der Refluxbeschwerden auszuloten und den Patienten bei Bedarf an eine geeignete Stelle weiterzuleiten.

Bei vielen Patienten haben Refluxbeschwerden auch psychologische Hintergründe. Diese auszuloten, ist Aufgabe einer gewissenhaften Diagnosestellung.

Moderne Medikamente können Refluxbeschwerden wie Sodbrennen, saures Aufstoßen, Heiserkeit und Husten – zumindest vorübergehend – gut in den Griff bekommen. Was sie nicht können, ist die Ursache des Leidens anzugehen, sprich: den wahren Grund der übermäßigen Reizung der Speiseröhre zu erkennen und auszuschalten.

Aber lassen wir, bevor wir uns näher mit Diagnose und Therapie beschäftigen, noch einige Patientengeschichten für sich sprechen. Keinem der dort geschilderten Patienten wäre mit einer reinen medizinischen Refluxdiagnose und mit einer Medikamenten-Verordnung allein wirklich geholfen gewesen.

So wird die Speiseröhre zum Spiegel der Seele – Patientenbeispiele

Zur Verdeutlichung der Ausführungen aus Kapitel 1 und 2 sind im Folgenden mehrere Patientenbeispiele angeführt. Sie alle zeigen, wie die Speiseröhre zum Austragungsort belastender Stresssituationen, bedingt durch eine Mangelsituation im Privat- oder Berufsleben, werden kann.

PATIENTENBEISPIEL I
Zu starke Leistungsorientierung

Was anfangs zur Sprache kam

Herr Martin F., 41, IT-Techniker in einem großen Unternehmen, verheiratet, zwei Kinder, klagt seit ca. zehn Monaten über zunehmendes Sodbrennen, Engegefühl in der Brust und Bauchschmerzen mit Völlegefühl und starken Blähungen. Letztere plagen ihn vor allem einige Stunden nach dem Essen. Bei der Gastroskopie wurde eine Trompete Typ B, also ein mittleres Refluxstadium, mit Refluxschleimhaut ohne Krebsrisiko festgestellt.

Schon im Erstgespräch stellt sich heraus, dass Herr F. am Arbeitsplatz von seinem direkten Vorgesetzten massiv unter Stress gesetzt wird und darunter leidet. Die starke Anspannung äußert sich in Schlafstörungen und morgendlicher Erschöpfung. Sein Privatleben bezeichnet er als glücklich, bedauert aber, praktisch keine Zeit mehr für sich selbst zu haben.

In einem weiterführenden psychologischen Gespräch kommen neben Refluxbeschwerden und Bauchschmerzen gelegentliche Kopfschmerzen mit Verspannungen im Nacken und Rücken zur Sprache. Die körperlichen Beschwerden sowie die Konzentrationsprobleme lenken ihn von der Arbeit ab.

Auffallend ist Herrn F.s flaches Atmen und sein wiederholtes kurzes Luft-Anhalten; das lässt den Verdacht auf Aerophagie (Luftschlucken) zu, der noch medizinisch zu erhärten ist. Dabei schlucken Betroffene Luft, bevorzugt beim hastigen Essen bzw. Trinken oder wenn sie flach atmen. Die geschluckte Luft führt zu Blähungen, Völlegefühl und Druckgefühl in Bauch und Brust, da das Zwerchfell von der Luft nach oben gedrängt wird.

Die tieferen Ursachen

Martin F.s Problem reicht weit in die Kindheit zurück: Ein strenger Vater, vor dem er sich gefürchtet hat, und eine überfürsorgliche Mutter, die ihm kaum Freiheiten ließ. Vor Schularbeiten musste er oft erbrechen, so stark waren seine Versagensängste vor seinem Vater, einem erfolgreichen Schuldirektor. Die stark ausgeprägte Leistungsorientierung hat bis heute das Leben von Herrn F. merkbar mitbestimmt, es gibt nach wie vor Hinweise auf deutliche Versagensängste: Herr F. hat Angst, dass sich andere von ihm abwenden, wenn er sie enttäuscht. Der Vater, mittlerweile pensioniert, hat absolut kein Verständnis für Herrn F.s gesundheitliche Probleme: „Das ist alles übertrieben. Wer hat nicht hin und wieder Sodbrennen?"

Herrn F. macht also nicht nur die ausbleibende Wertschätzung durch seinen Vorgesetzten zu schaffen, sondern auch das mangelnde Verständnis vonseiten seines Vaters.

Wie geht's weiter?

Mit Herrn F. wird vereinbart, dass weitere medizinische Untersuchungen erhoben werden, ob bzw. wie viel Luft er schluckt. Zur Linderung seiner Refluxbeschwerden wird ihm primär das Anti-Reflux-Ernährungskonzept („Ampeldiät") nahegelegt. Weiters wird ihm ein Verhaltenstraining zum richtigen Atmen, auch während des Essens und Trinkens, angeboten. Auch der Umgang mit Stress wird ein wichtiges Thema sein. Hier können Entspannungstechniken und Achtsamkeitsübungen helfen. Eine tiefergreifende Psychotherapie könnte sich als hilfreich erweisen, da Herr F. nach der Diagnostik ein äußerst leistungsorientierter Mensch ist und sich zu stark über Leistung definiert.

PATIENTENBEISPIEL 2: Privatleben wird von anderen bestimmt

Was anfangs zur Sprache kam

Frau G. leidet seit mehr als zehn Jahren an unterschiedlich starkem Sodbrennen mit Brennen im Hals, Knödelgefühl und Schluckbeschwerden. Zur Linderung nimmt sie seit fast acht Jahren magensäurehemmende Präparate ein, die ihr aber in letzter Zeit nicht mehr helfen. Häufiges Sodbrennen und Husten haben sie mehrmals zum HNO-Arzt geführt, der aber keine Ursache feststellen konnte und sie schließlich zum Refluxspezialisten überwies. Nun möchte sie wissen, ob es Alternativen zur Medikamenteneinnahme gibt. Bei der kürzlich durchgeführten Gastroskopie wurden eine Speiseröhren-Trompete vom Typ B mit Refluxschleimhaut ohne Krebsrisiko festgestellt.

Die tieferen Ursachen

Sabine G., 57, ist geschieden, alleinstehend und hat zwei erwachsene Töchter und insgesamt drei Enkelkinder. Sie ist sehr aktiv in ihren Familienkreis eingebettet und besitzt auch einen großen Freundeskreis. Ihr berufliches Engagement in einem großen Touristikbetrieb macht ihr im Prinzip Freude, aber sie vermisst dort das Verständnis für ihre gesundheitliche Situation. Krankenstände werden nicht gerne gesehen, was sie ängstigt und ärgert. Andererseits muss sie selbst oft den Dienst erkrankter Kollegen übernehmen. Für sich selbst hat sie kaum Zeit, da sie von ihrer Familie und ihren sehr sportlichen Freunden völlig in Anspruch genommen wird. Sabine G.: „Als Alleinstehende orientiert man sich halt am Zeitplan der anderen, sonst sitzt man am Ende des Tages alleine zu Haus."

Ihr Privatleben ist also überwiegend auf andere ausgerichtet. Ihre eigenen Bedürfnisse kommen regelmäßig zu kurz. Wenn sie dann irgendwann, was selten vorkommt, Zeit für sich hätte, ist die Erschöpfung zu groß, etwas zu unternehmen.

Wie geht's weiter?

Frau G. wird zusätzlich zur erforderlichen Kostumstellung eine Atemschule mit Entspannungstraining und ein Stressmanagement empfohlen. Sie muss sich in ihrer Freizeit wieder genügend erholen können und sich dann mehr Raum für ein Privatleben erlauben, das nicht überwiegend auf andere ausgerichtet ist. Sie muss wieder lernen, ihre eigenen Bedürfnisse wahrzunehmen und zu reflektieren. Vor allem muss sie lernen, auch einmal nein sagen zu dürfen, wenn ihr nicht danach ist, mit Freunden auszugehen oder die Enkel zu hüten. Mehr Muße und Ruhe, ein sinnvolles Hobby sowie eine Ernährungsumstellung mit starker Reduktion von konzentriertem Zucker sollten zur Ursachenbehebung ihrer Refluxprobleme beitragen.

PATIENTENBEISPIEL 3: Angst zu versagen

Was anfangs zur Sprache kam

Herr Martin Z., 33, Bankangestellter, in Lebensgemeinschaft lebend, keine Kinder, kommt mit einer Speiseröhren-Trompete vom Typ B mit Refluxschleimhaut ohne Krebsrisiko zum psychologischen Erstgespräch. Seit über zehn Jahren leidet er immer wieder unter Sodbrennen, Atemnot mit Knödelgefühl, Aufstoßen, oftmaligem Völlegefühl und Druck im Bauch. Zusätzlich plagten ihn jahrelang starke Kopfschmerzen, für die medizinisch keine Ursache festgestellt werden konnte. Vor etwa fünf Jahren kamen dann starke Bauch- und Rückenschmerzen dazu. „Ich konnte vor lauter Schmerzen oft nicht einschlafen, schon am Morgen war mein Rücken ganz steif", berichtet Herr Z. Für die Rückenschmerzen konnten die Ärzte keine Ursache finden. Gegen die Gastritis empfahl ihm sein Hausarzt, Magenschoner einzunehmen und auf Fettes und Süßes zu verzichten. Geholfen hat ihm all das nicht. Herr Z. fühlt sich ständig etwas krank und schwach, zieht sich gerne zurück und betreibt auch Sport nur noch „auf Schmalspur".

Die tieferen Ursachen

Seine Lebensgefährtin, erzählt Martin Z. im Gespräch mit der Psychologin, sei aufgrund seiner ständigen „Wehwehchen", wie sie es nennt, schon genervt. Sie hält ihm ständig vor, man könne mit ihm gar nichts mehr anfangen, er sei „ein ganzer Krankenstand". Herr Z. hat Angst, dass ihn seine Lebensgefährtin verlassen werde, wenn er sich nicht bald zusammenreißt.

Dazu kommt: Es gibt zwar keinen Anlass, aber Herr Z. hat große Furcht, seinen Job zu verlieren: „In der Bankenbranche wird man heute schnell abgeschossen, wenn man seine Leistung nicht bringt. Ich bin seit zehn Jahren in meiner Bank und mag meine Arbeit, es ist aber sehr schwer, alle zufriedenzustellen, der Druck ist enorm."

Nach ausführlichem Studium der Krankengeschichte von Herrn Z. ergibt sich diagnostisch aus psychologischer Sicht zunächst einmal der Verdacht auf eine sogenannte Somatisierungsstörung (Seele „drückt" auf den Körper). Abgesehen vom Reflux wurden trotz eingehender medizinischer Untersuchungen keine relevanten Erkrankungen festgestellt. Herr Z. bestand und besteht aber darauf, dass er „etwas Ernsthaftes" hat, er fühle sich krank.

Das heißt nicht, dass Herr Z. nichts hat. Seine körperliche und psychische Befindlichkeit ist durch die Wahrnehmung seiner Beschwerden aber sehr beeinträchtigt. Die ständige Selbstbeobachtung und das häufige Gedankenkreisen über mögliche Ursachen und Folgen bringen aber vermutlich mit sich, dass Herr Z. seine Missempfindungen sehr verstärkt wahrnimmt und wechselnde ernsthafte Erkrankungen annimmt. Auch die Versicherung der Ärzte, es sei – bis auf die eingangs genannte Diagnose – alles in Ordnung, beruhigt ihn nicht wirklich.

Diagnostisch kristallisiert sich ein Themenbereich heraus, der für eine tiefere Bearbeitung interessant wäre: Angst bestimmt das Leben von Herrn Z. Ihn plagen offensichtlich große Versagensängste, weswegen er zum Rückzug und zum Vermeiden angstbesetzter Situationen, die ihn überfordern, neigt.

Zusätzlich zeigt er stark ausgeprägte, sogenannte Beurteilungsängste. Er sinniert häufig, was andere über ihn denken und ob sie mit ihm zufrieden sind und hat Angst vor Veränderungen in seinem Leben: Dass ihn die Lebensgefährtin verlässt, der Arbeitgeber kündigt, die Eltern sich enttäuscht abwenden, wenn er mal Zeit für sich alleine braucht.

Wie geht's weiter?

Herr Z. müsste im Rahmen einer weiterführenden Behandlung lernen, dass seine körperlichen Beschwerden eine Botschaft seiner Seele sind, dass für ihn etwas nicht passt. Unabhängig davon sollte er lernen, deswegen nicht zu viel im Leben zu vermeiden und sich in kleinen Schritten überlegen, welche Veränderungen bzw. Bereicherungen oder Verbesserungen seiner Lebensqualität er sich wünscht und wie er diese mit Unterstützung umsetzen kann. Dabei kann eine Psychotherapie sehr hilfreich sein.

PATIENTENBEISPIEL 4
Starke Belastungsreaktion nach Tod des Gatten

Was anfangs zur Sprache kam

Marina M., 62, pensionierte Verkäuferin, leidet seit dem plötzlichen Tod ihres Gatten vor einem knappen Jahr unter massiven Atemproblemen mit starkem Reizhusten und Knödelgefühl, fallweise an Druckgefühl in der oberen Magengegend. Bei der Gastroskopie wurde eine Speiseröhren-Trompete vom Typ B mit Refluxschleimhaut ohne Krebsrisiko festgestellt. Sie versucht immer wieder eine Ernährungsumstellung im Sinne der Anti-Reflux-Diät (Ampeldiät) durchzuführen. Leider bricht sie diese aber immer wieder nach einigen Tagen ab, obwohl sie ihr geholfen hat, ihre Beschwerden zu bessern. Ihr fehlt einfach die Motivation zum Weitermachen.

Die tieferen Ursachen

Im Gespräch mit der Psychologin zeigt Frau M. typische Hinweise auf eine nachvollziehbare Belastungsreaktion mit depressiver und ängstlicher Begleitreaktion, die zwar im Abklingen begriffen, aber noch vorhanden ist. Beim Ausfüllen des sogenannten Befindlichkeitsfragebogens treten mehrere körperliche Begleitreaktionen zutage, die typischerweise mit einer solchen Belastungsreaktion assoziiert auftreten können, wie

Schlafstörungen, Kopfschmerzen, Erschöpfung, Konzentrationsprobleme und die mittlerweile etwas gelinderten Refluxbeschwerden.

Wie geht's weiter?

Frau M. wird eine Psychotherapie nahegelegt, um den Verlust ihres Gatten aufzuarbeiten, denn solch ein Schicksalsschlag hinterlässt meist lange Zeit Spuren. In der Therapie wird natürlich auch daran gearbeitet, mit der richtigen Atemtechnik und Entspannungstechnik die Refluxbeschwerden zu mildern sowie langsam das Leben neu zu ordnen und wieder auf die Beine zu kommen. Die bessere Stimmung wird es Frau M. auch erleichtern, die Ernährungsumstellung konsequenter zu betreiben.

PATIENTENBEISPIEL 5
Empfundene Sinnesleere im ehelichen Alltagstrott

Was anfangs zur Sprache kam

Bei Frau Elisabeth H., 52, verheiratet und Ergotherapeutin von Beruf, wird eine Refluxerkrankung mit einer Speiseröhrentrompete vom Typ B festgestellt. Neben starkem Sodbrennen verspürt sie immer wieder ein lästiges und sie beängstigendes Zungenbrennen. Die HNO-Untersuchung ergibt allerdings keinen Befund. Also empfehlen wir eine Ernährungsumstellung im Sinne der Anti-Reflux-Diät. Diese zeigt bei Frau H. guten Erfolg, da sie sich sehr diszipliniert daran hält.

Sodbrennen tritt nur noch selten und wenn, dann in abgeschwächter Form auf. Allerdings ist das Zungenbrennen nach wie vor vorhanden und Frau H. möchte abklären, welche Ursachen es dafür geben kann.

Über ihr Privatleben erzählt sie, dass sie kinderlos ist und in einer sehr unglücklichen Ehe lebt. Sie fühlt sich von ihrem fünf Jahre älteren Gatten vernachlässigt und nicht mehr geliebt.

Die tieferen Ursachen

In der psychologischen Diagnostik kristallisiert sich klar heraus, dass Frau H. unter häufiger Abgeschlagenheit und Schwäche, Stimmungsschwankungen mit Grübeln über Sinnfragen und an einer zunehmenden Lust- und Freudlosigkeit leidet. Sie sieht nur noch wenig Sinn in ihrem Leben und führt das unter anderem immer öfter auf ihre Kinderlosigkeit zurück. Auch ihre Ehe erscheint ihr sinnlos und leer: „Es ist jeden Tag das Gleiche. Mein Mann kommt nach Hause, ich habe gekocht, und dann sitzen wir da und schweigen uns an. Wir haben uns nicht mehr viel zu sagen." Untertags gehe es meist halbwegs, aber am Abend bekommt sie laut eigenen Angaben immer wieder dieses starke Zungenbrennen. Während des Abendessens und danach beim Fernsehen gehen ihr auffallend viele negative Gedanken durch den Kopf, begleitet von traurigen, aber auch wütenden Gefühlen über ihre Lebenssituation und ihre Ehe.

Wie geht's weiter?

Mit Frau H. wird folgendes vereinbart: Sie beobachtet ihre Schmerzen bzw. das Zungenbrennen über eine Woche lange in einem Tages-Protokoll und hält auch ihre psychische Befindlichkeit dazu fest. Dabei notiert sie Gedanken, die ihr spontan in bestimmten Situationen einfallen, und Gefühle, die ihr auffallen. Auch das Essen und alle Getränke werden in einem Protokoll festgehalten.

Die gemeinsame Auswertung ergibt, dass das Zungenbrennen fast ausschließlich während des Abendessens mit ihrem Gatten und kurz danach, wenn sich beide meist zum Fernsehen setzen, auftritt. Das kann auch die „Ampeldiät" nicht verhindern.

Frau H. wird die Hinzuziehung eines Facharztes für Psychiatrie empfohlen, und dieser bestätigt den Verdacht, dass bei ihr eine leichte Depression vorliegt. Eine Medikation mit leichten Antidepressiva wird begonnen, parallel dazu wird eine Psychotherapie vorgeschlagen, da erste Ergebnisse deutlich auf zumindest psychisch verstärkte Beschwerden im Zusammenhang mit dem Zungenbrennen hindeuten. Auch der Facharzt für Psychiatrie schlägt diesen Weg vor. In der Psychotherapie sollte es darum gehen, dass abgeklärt wird, was Frau H. in ihrem Leben fehlt und wie sie eine sinnstiftende Veränderung in ihr Leben bringen kann.

PATIENTENBEISPIEL 6
Angststörung und leichte Panikattacken durch Überarbeitung

Was anfangs zur Sprache kam

Herr Thomas F., 32, Koch in einem Hotelrestaurant, kommt mit massivem Sodbrennen in die Beratung. Diagnostiziert wurde eine Speiseröhren-Trompete vom Typ B mit Refluxschleimhaut, jedoch ohne Krebsrisiko. Die Ernährungsumstellung hat sein Sodbrennen deutlich verbessert. Er leidet aber nach wie vor seit ca. 14 Monaten an Atemnot, Reizhusten, Druck in der Brust und Knödelgefühl im Hals. Auch immer häufiger auftretende Schlafstörungen und starke innere Unruhe bereiten ihm Sorgen. Dazu kommen immer wieder leichter Schwindel sowie Gefühlsstörungen in den Händen, die sich seiner Beschreibung nach manchmal „wie eingeschlafen" anfühlen. Herr F. wurde von Fachärzten unterschiedlicher Disziplinen untersucht und ist bis auf die mittlerweile stabilisierte und wenig Beschwerden bereitende Refluxerkrankung körperlich völlig gesund.

Die tieferen Ursachen

Im Erstgespräch mit der Psychologin kommt Herrn Fs. Arbeitsalltag näher zur Sprache. Sein Job in einem 5-Sterne-Hotel macht ihm einerseits viel Spaß, und er strengt sich an, die Karriereleiter hinaufzuklettern. Andererseits leidet er massiv unter dem extrem starken Stress, den die Arbeit in der Küche eines Luxushotels mit sich bringt. Da Herr F. sich oft nicht gut konzentrieren kann, wurde er in letzter Zeit von seinem Vorgesetzten häufig ermahnt und als „Träumerlein" bezeichnet.

Privat ist er momentan alleinstehend, weil ihm aufgrund seines unregelmäßigen Arbeitsalltags kaum Zeit für ein Privatleben bleibt. Er pflegt allerdings eine lose Beziehung zu einer ebenfalls viel arbeitenden Kollegin, die primär körperlicher Natur ist. Selbst dieses Verhältnis ist unbefriedigend, da Herr F. in letzter Zeit sexuelle Schwierigkeiten hat und ihm auch die Lust auf Sex weitgehend abhandengekommen ist. Er macht sich deswegen große Sorgen („Das kann doch in meinem Alter nicht normal sein!").

Wie geht's weiter?

Die eingangs beschriebenen Symptome weisen auf eine Angststörung mit leichten Panikattacken hin. Herr F. ist sichtlich stark überarbeitet und bekommt zu wenig Ruhe und Entspannung. Ein stets hoher Stresspegel schwächt das Anti-Reflux-Ventil der Speiseröhre und verstärkt damit, wie bereits in Kapitel 1 erwähnt, die Refluxbeschwerden. Ziel der weiterführenden Behandlung sollte sein, zunächst die Symptome mit der richtigen Atemtechnik gegen zu flache Atmung, mit Entspannungsübungen und mit Achtsamkeitsübungen in den Griff zu bekommen. Erst danach macht es Sinn, die Hintergründe für seinen angespannten Zustand aufzuarbeiten.

Wesen der psychologischen Therapie: Übersetzung des Ausbleibs in be-handel-bare Sprachzeichen

Wie die unterschiedlichen Beispiele zeigen, kann die Speiseröhre Zeichen geben, die auf einen *Ausbleib* hinweisen: Mangel an Zuwendung, Respekt, Wertschätzung durch Familie, Kollegen am Arbeitsplatz, Ärzte sowie Mangel an Wissen über gesunde Ernährung (Bildungsmangel), Lebensweise und Stressbewältigung. Durch genaues Hinterfragen erkennen wir den Sinn der Beschwerden und verstehen, was die Symptome in der Speiseröhre uns mitteilen möchten: Nehmen wir uns wieder ausreichend Zeit, unser Dasein zu hinterfragen und unsere Wünsche und Sehnsüchte zu definieren, um etwaige Kurskorrekturen zu ermöglichen. Wir sollen wieder anfangen, *unser* Leben und nicht das anderer zu leben, *unsere* Ziele zu verfolgen und nicht die Ziele *anderer* zu kopieren. Zu dem Zweck ist eine ausführliche Übersetzung der Zeichen des Ausbleibs (Sodbrennen, Knödelgefühl im Hals, trockener Husten, Übelkeit etc.) in eine *be-handel-bare* Sprache unerlässlich. Dabei ist es wichtig, den Zusammenhang zwischen bestimmten Empfin-

Ein Lösungsansatz: Leben wir wieder unser eigenes Leben und nicht das anderer!

Verfolgen wir unsere Ziele anstatt die Ziele anderer zu kopieren!

dungen (Gefühlen, Stimmungen) des Patienten und dessen Refluxbeschwerden zu ergründen. Weiters gilt es zu erkennen, welche Erlebnisse und Gedanken Ursache für die Wahrnehmungen sind, die zu den Beschwerden führen.

Fazit: Die Refluxkrankheit ist nur ganzheitlich zu diagnostizieren und zu behandeln. Daher nimmt bei vielen Patienten die psychologische Diagnose und Therapie einen wichtigen Stellenwert beim Gesundwerden ein.

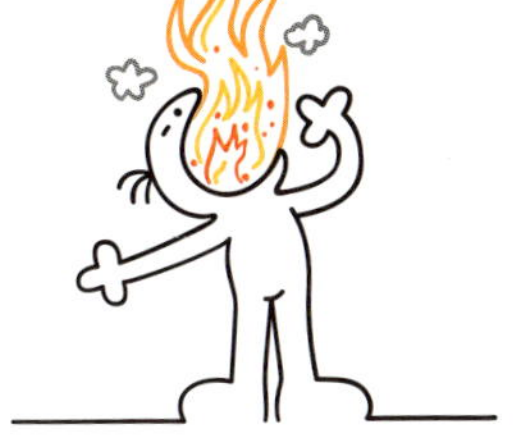
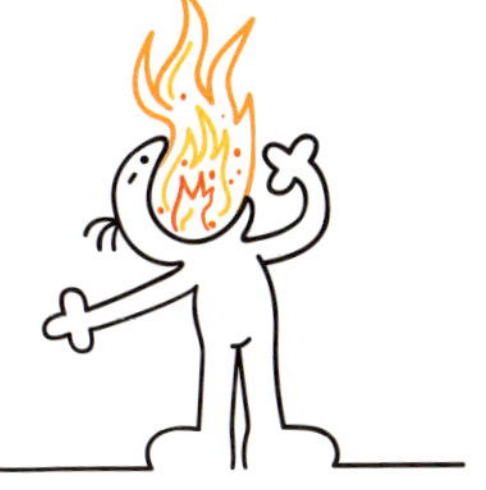
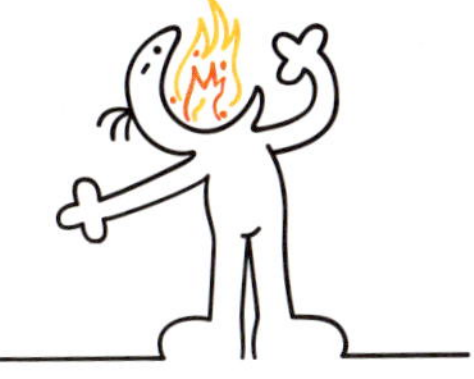

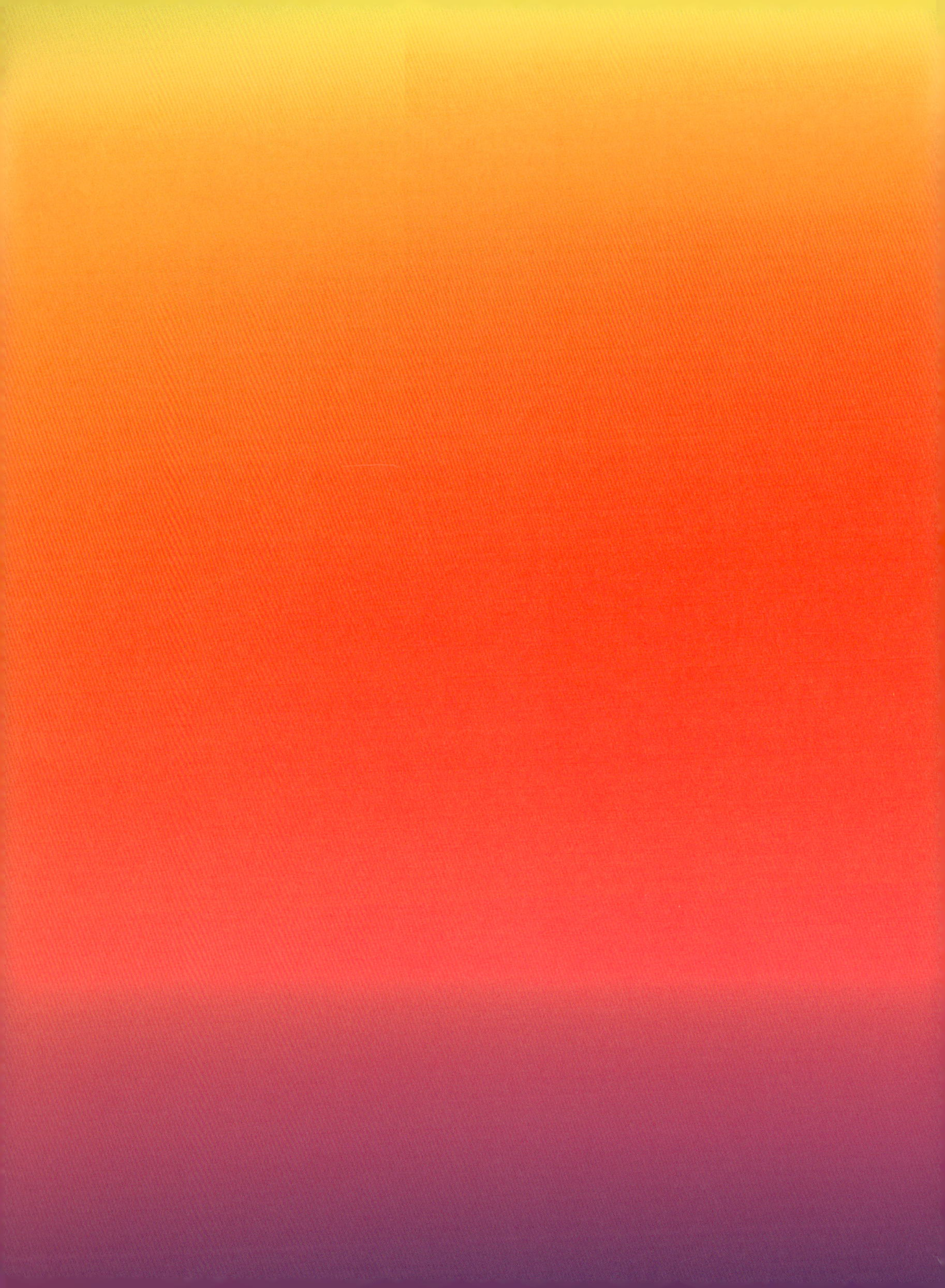

3 Fazit I: Reflux ist nur ganzheitlich zu diagnostizieren

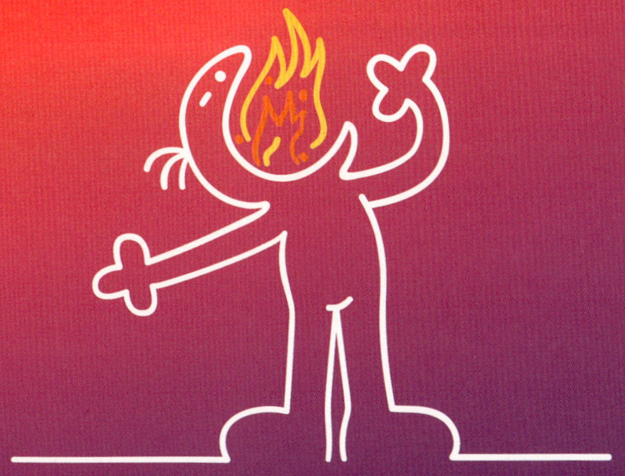

Das ärztliche Erstgespräch

Die Ausführungen in Kapitel 1 und 2 zeigen eines ganz klar: Der wichtige erste Schritt für Refluxpatienten ist ein sehr ausführliches Eingangsgespräch mit dem ärztlichen Experten für diese Erkrankung. In hochspezialisierten Zentren wie etwa der Refluxordination in Wien werden im Rahmen des Erstgesprächs nicht nur Dauer, Intensität und Anlässe für die Beschwerden sowie die Ernährungsgewohnheiten hinterfragt. Auch das Lebensumfeld (berufliche und private Stressfaktoren) und Erkrankungen in der Familie (u. a. aufgetretene Krebsfälle bei Geschwistern, Eltern und Großeltern) werden genau erfasst.

Refluxbeschwerden
Sodbrennen
saures Aufstoßen
Aufstoßen von Luft (Rülpsen)
Knödel-Gefühl im Hals (Globus)
Schluckstörung (Essen bleibt in der Speiseröhre stecken)
beim Schlucken Schmerzen im Hals
Rückfluss von Mageninhalt in die Speiseröhre
Schmerzen/Brennen im Hals
Schmerzen in/Brennen auf der Zunge
vermehrte Schleimproduktion im Rachen
Hustenreiz, Husten
Räuspern
Ohren-/Kieferschmerzen, Zahnschmerzen
Druck in der Brust
Asthma

Bei Bestehen einer oder mehrerer Beschwerden empfehlen wir eine Abklärung bezüglich Reflux (Gespräch, Gastroskopie, Krebsvorsorge).

Auch das Lebensumfeld sollte zu Beginn hinterfragt werden.

Kommt im Rahmen des Erstgesprächs die Vermutung auf, dass ein tiefer sitzendes seelisches Problem ursächlich für die Beschwerden sein könnte, wird dem Patienten ein Diagnosegespräch mit einem Psychologen empfohlen.

Medizinisch wird den Refluxbeschwerden mittels Magen- und Speiseröhrenspiegelung (Gastroskopie) sowie mittels Druck-, Transport- und Refluxmessung genauer auf den Grund gegangen:

Magen- und Speiseröhrenspiegelung – Krebsvorsorge

Die Spiegelung dauert etwa 20 Minuten und wird heute bereits in vielen Zentren als sanfte Untersuchung in künstlichem Kurzschlaf durchgeführt: Sie erhalten zuvor Medikamente, die Sie schlafen und selbstständig atmen lassen (wichtig: nach der Untersuchung kein Fahrzeug steuern, sondern sich abholen lassen). Die Funktion von Herz und Kreislauf wird während der Untersuchung genau kontrolliert.

Basisuntersuchung Nr. 1 ist die gründliche Magen- und Speiseröhrenspiegelung.

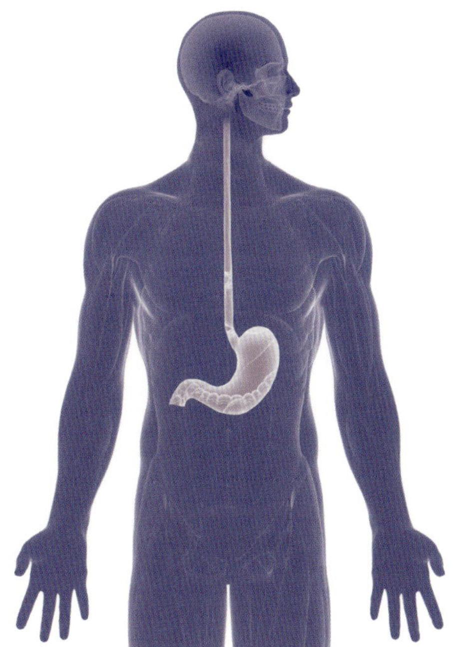

Verdauungstrakt im Normalzustand

So läuft die Magen- und Speiseröhrenspiegelung ab: Über den Mund wird das Spiegelungsgerät, das Endoskop, über Rachen und oberen Schließmuskel der Speiseröhre eingeführt. Weiter geht es durch die Speiseröhre bis zu deren Ausgang, über den man in den Magen gelangt. Das Endoskop wird nun durch den Magen und den Pförtner des Magenausgangs (= den Pylorus) in den Zwölffingerdarm vorgeschoben. Der Zwölffingerdarm ist der erste Abschnitt des Dünndarms, folgt also unmittelbar dem Magen und liegt zwischen Leber, Gallenblase und Bauchspeicheldrüse.

Eine gründliche Gastroskopie umfasst auch den Zwölffingerdarm.

Bei der Untersuchung wird Luft eingeblasen, um Speiseröhre, Magen und Zwölffingerdarm zu entfalten und genau betrachten zu können. Am Ende der Untersuchung wird die Luft wieder abgesaugt.

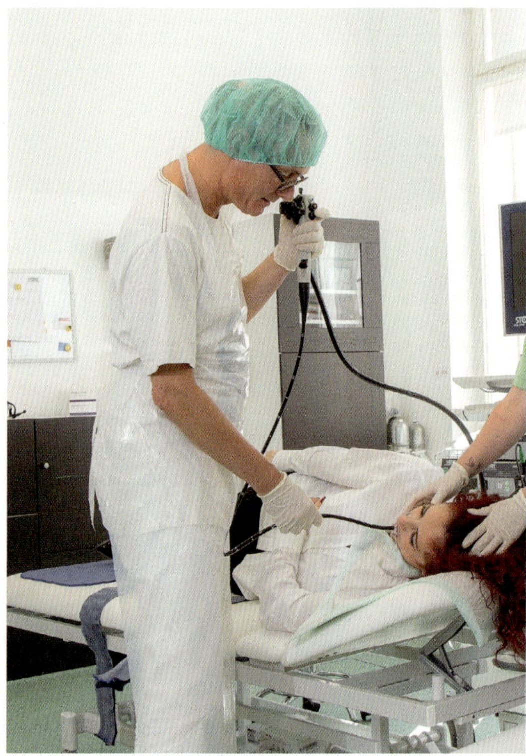

Doz. Martin Riegler mit Patientin bei der Gastroskopie

Hat das Spiegelungsgerät seinen Endpunkt im Zwölffingerdarm erreicht, beginnt die genaue Untersuchung: Während das Gerät langsam zurückgezogen wird, erfolgt eine gründliche Inspektion von Zwölffingerdarm und Magen: Sind dort entzündliche Prozesse feststellbar, und wenn ja, in welchem Ausmaß? Dabei entnimmt der Arzt auch Gewebeproben für die pathologische Untersuchung (Histologie). Und hier nun ein ganz wichtiger Schritt: Das Endoskop wird im Magen umgedreht, sodass es nach oben in den Ausgang der Speiseröhre gerichtet ist. Dabei erkennt man gut Art, Ausdehnung und Form der Speiseröhren-Trompete. An dieser Stelle werden mittels einer durch den Arbeitskanal des Spiegelungsgerätes eingeführten, winzigen Gewebeproben-Zange ganz wichtige Gewebestücke aus dem Ausgang der Speiseröhre für die histologische Untersuchung entnommen. Danach wird das Endoskop wieder gerade gestellt, in die Speiseröhre zurückgezogen und über der Trompete platziert. In dieser Position erkennt der Arzt die Grenze zwischen der normalen Schleimhaut der Speiseröhre (weiß) und der sog. Refluxschleimhaut (lachsfarben). Bei einer gründlichen Spiegelung überprüft man nicht nur auf sichtbare Veränderungen

Die Kurzzeitnarkose ermöglicht dem Arzt eine besonders gründliche Inspektion von Magen und Speiseröhre sowie die ausreichende Entnahme von Gewebeproben.

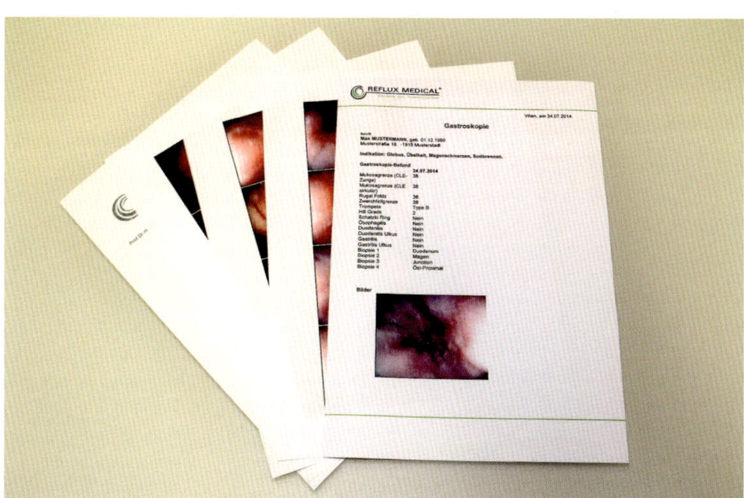

Gastroskopie-Befund

in der Speiseröhre (Entzündung, Polyp, Tumor, Ring, Ausstülpung), sondern entnimmt auch Proben von dieser Grenze und unterhalb davon zur weiteren Beurteilung. Ohne Entnahme und gewissenhafte Auswertung dieser Proben hat die Gastroskopie wenig Aussagekraft.

Die Gewebeproben sollten nach den neuesten Klassifikationsschemata beurteilt werden.

Im Rahmen einer gewissenhaften Gastroskopie sollten Ihnen immer Gewebeproben aus Zwölffingerdarm, Magen, Ausgang der Speiseröhre (Trompete) sowie aus Anfang und Mitte der Speiseröhre entnommen werden. Diese werden vom Pathologen untersucht, wobei wir uns in der Refluxordination in Wien am genauesten, modernsten und aussagekräftigsten Beurteilungsschema, der Klassifikation nach Professor Chandrasoma (Chandrasoma Klassifikation, USA), orientieren. Unsere Empfehlung: Fragen Sie vor Ihrer Gastroskopie nach, ob das Zentrum seine Befunde bereits nach diesem Klassifikationsschema erstellen lässt! Es gilt als besonders präzise und sicher in der Abklärung, ob die Speiseröhrenschleimhaut bereits krankhaft veränderte Zellen (sogenannte Becherzellen) beinhaltet.

Zusammenfassend liefert die Gastroskopie folgende Erkenntnisse über das Vorhandensein von:

- Refluxentzündung = Rötung der normalen Schleimhaut der Speiseröhre
- Refluxschleimhaut = lachsfarbene Schleimhaut im Ausgang der Speiseröhre
- Tumor, Knoten, Polypen, Narben, Ring (Schatzki-Ring) und Ausstülpungen (Divertikel)
- Stadium der Refluxkrankheit (siehe anschließende Tabelle).

Moderne Klassifikation: Reflux-Stadien, Beschwerden und Endoskopie-Befund

Reflux-Stadium	Eigenschaften	Beschwerden	Veraltete Beschreibung	Häufigkeit (%)
Frühstadium „kleine Trompete"	Trompete Typ B nach unserer Grafik, normal große Lücke im Zwerchfell, kein Zwerchfellbruch	Magenschmerzen, Hustenreiz, vermehrte Schleimproduktion im Rachen, Räuspern, Knödelgefühl im Hals	normale Speiseröhre, unauffälliger Befund oder pflaumengroße axiale Hernie, insuffizienter Cardia-Schluss	60 %
Mittleres Stadium „große Trompete"	Trompete Typ C nach unserer Grafik, vergrößerte Lücke im Zwerchfell, kein Zwerchfellbruch	Sodbrennen, saures Aufstoßen & Rückfluss von Mageninhalt (im Liegen), Schluckstörung, Asthma	sog. faustgroße axiale Hernie = Zwerchfellbruch (3–5 cm)	30 %
Fortgeschrittenes Stadium „Zwerchfellbruch"	Zwerchfellbruch Magen füllt die Lücke im Zwerchfell	Brustschmerzen, Asthma, Sodbrennen, saurer & galliger Rückfluss, Schluckstörung	sehr große Hernie Zwerchfellbruch (> 5 cm) = Magen liegt über dem Zwerchfell	10 %

Druck-, Transport- und Refluxmessung der Speiseröhre

Liefern ärztliches Gespräch und Spiegelung der Speiseröhre den Hinweis auf eine Refluxkrankheit, sollten zwei ganz wichtige weiterführende Untersuchungen erfolgen: die *Druck- & Transportmessung* sowie die *Refluxmessung der Speiseröhre*. Ziel dieser Untersuchungen ist es, die Funktion der Speiseröhre exakt zu prüfen und übermäßigen Reflux als Ursache für Ihre Beschwerden nachzuweisen. Beide Untersuchungen sind schmerzlos und werden ambulant durchgeführt.

Die Druck- und Transportmessung liefert klare Aussagen über die Transportfunktion der Speiseröhre. In welche Richtung ist eine Flüssigkeit unterwegs: in Richtung Magen, wie beim Trinken und Essen, oder in die entgegengesetzte Richtung, wie beim Reflux? Impedanz und Druckinformation zeigen genau an, inwieweit die Funktion der Speiseröhre durch den Reflux bereits angegriffen ist. Ist das Anti-Reflux-Ventil überhaupt noch in der Lage, einen Reflux zu verhindern, oder ist es nur etwas geschwächt und undicht?

Mit anderen Worten: Ist ein korrigierender Eingriff vonnöten oder reicht eine Lifestyle-Änderung mit Kostumstellung, um die Beschwerden zu beseitigen?

Die Druck- und Transportmessung zeigt an, ob ein korrigierender Eingriff nötig ist.

Weiters gibt die Untersuchung Aufschluss darüber, wie es um die Funktion des oberen Schluckmuskels steht und wie gut die Speiseröhre Geschlucktes in den Magen transportiert. Sind diese Funktionen gestört, hat man eine Schluckstörung. Deren typische Symptome: Man plagt sich, Gegessenes zu schlucken, oder das Essen

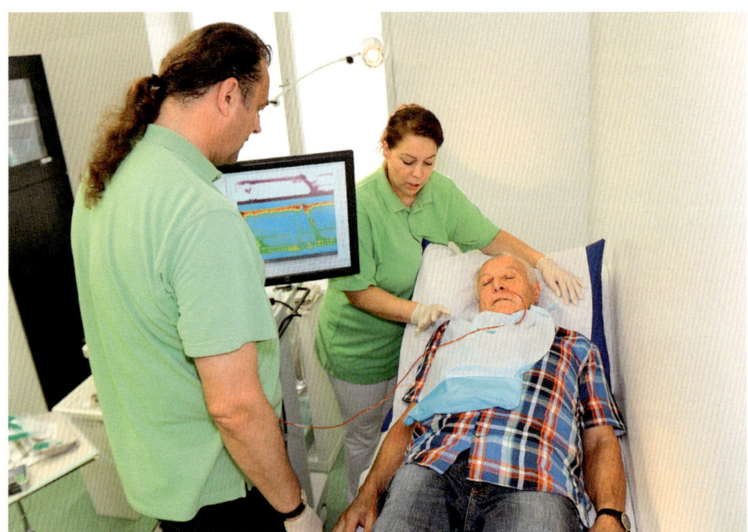

Druck- und Transportmessung der Speiseröhre

bleibt in der Speiseröhre stecken und gelangt nur verzögert in den Magen.

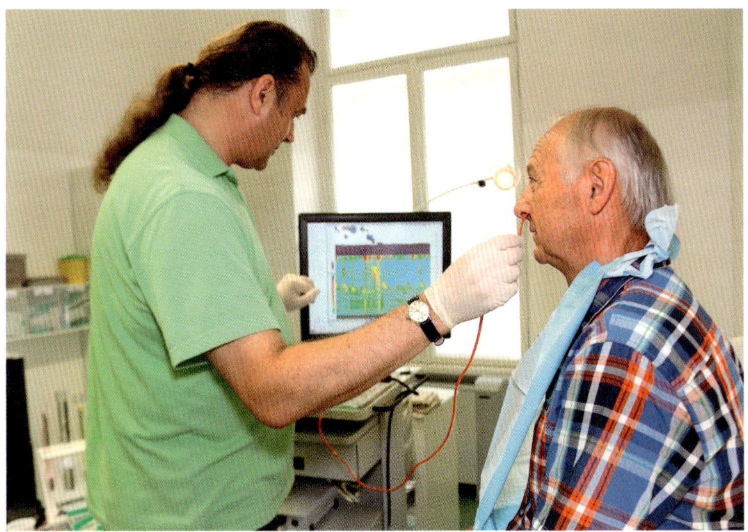

Testschlucke während der Transportmessung

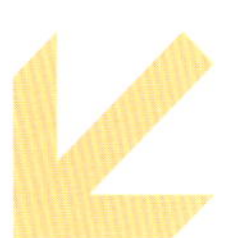

Zusammenfassend zeigt die kombinierte Druck- und Impedanz (= Transport)-Messung der Speiseröhre:

- die Funktion des oberen Schluckmuskels
- die Funktion des Anti-Reflux-Ventils (wie viel davon funktioniert noch?)
- die Transportfunktion der Speiseröhre (ist diese gestört?)
- eine allfällige andere Funktionsstörung der Speiseröhre (z. B. Achalasie = das Anti-Reflux-Ventil kann beim Schlucken nicht mehr öffnen: Das Essen bleibt stecken), Spasmus der Speiseröhre (= Verkrampfung der Speiseröhre beim Schlucken: Schmerzen beim Essen!)

Die Refluxmessung der Speiseröhre (Impedanz pH-Metrie) hilft, Säuregehalt, Häufigkeit und Intensität von Reflux sowie dessen Fließbewegungen über 24 Stunden genau zu erfassen.

Zu dem Zweck bekommt der Patient über die Nasenöffnung eine spaghettidünne Refluxmesssonde in die Speiseröhre eingeführt. Im unteren Ende ist die Sonde mit einem pH-Sensor ausgestattet. Dieser misst den pH-Wert (= Säurewert) vom Reflux/Influx, zeigt also, ob ein Reflux/Influx sauer war oder nicht. Die Messung bringt auch zutage, wie weit der Rückfluss in die Speiseröhre hinaufläuft. Das ist wichtig, wenn der Verdacht besteht, dass immer wiederkehrende Halsbeschwerden (Husten, Räuspern, raue Stimme, vermehrte Schleimproduktion im Rachen, Zungenbrennen, vor allem in der Früh) vom Reflux herrühren.

Wie häufig und wie intensiv ist der Reflux? Die 24-Stunden-Messung zeigt es an.

Als Patient tragen Sie bei der 24-Stunden-Refluxmessung einen Rekorder (= Aufnahmegerät) in Handygröße bei sich, der die Daten aufzeichnet und speichert. Die Daten der zahlreichen Messungen werden von der Sonde in ein Computersystem übertragen und ausgewertet. Damit erlaubt diese moderne, faszinierende Technik, die

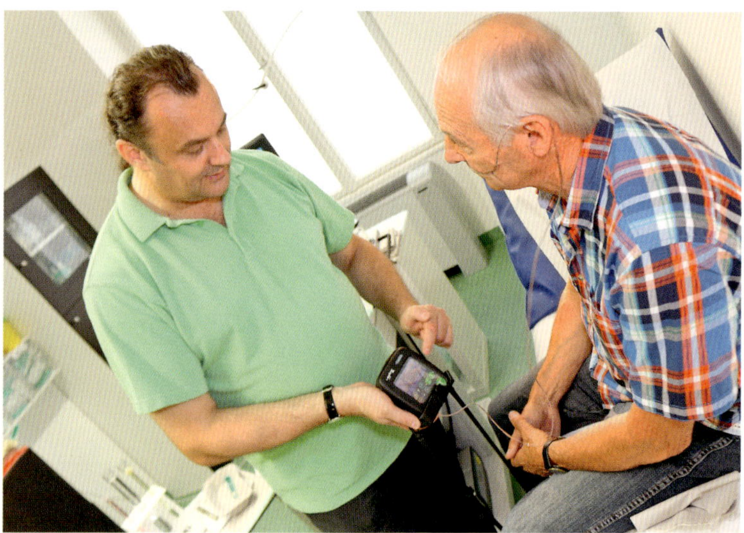

Dem Patienten wird die richtige Bedienung des Rekorders erläutert.

Funktion der Speiseröhre und den Reflux genau zu erfassen, und das hilft dem Arzt, die Therapie zu planen.

So protokollieren Sie Ihre Beschwerden.

Während der 24-Stunden-Messung führen Sie ein Protokoll, in dem Sie die Essens- und Trinkzeiten, die jeweilige Kost und das Auftreten von Beschwerden vermerken. Zur Aufzeichnung der Messdaten über Ihre Beschwerden drücken Sie die entsprechende Taste am Rekorder (z.B. Sodbrennen, Husten, Halsbrennen). Auf einer anderen Taste geben Sie Ihre Körperposition (aufrechte Position, Liegen etc.) ein. So kann bei der Auswertung der Messdaten ein Zusammenhang zwischen Reflux, Körperposition und Beschwerden hergestellt werden.

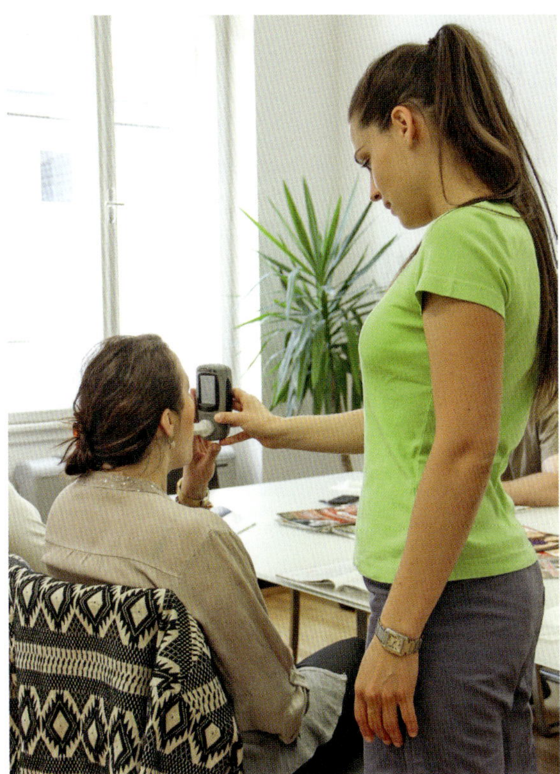

H2-Atemtest-Gerät zum Nachweis einer Zuckerunverträglichkeit: Im 15–30-Minuten-Abstand wird gemessen, ob eine Unverträglichkeit besteht.

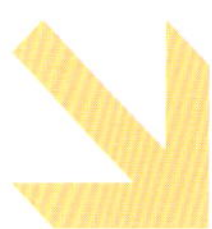

Fassen wir zusammen: Die Refluxmessung zeigt, ob:

- die Speiseröhre zu starker Säure ausgesetzt ist (pH < 4,0 mehr als 4,2 % der Tageszeit)
- wirklich zu viele Refluxepisoden stattfanden (> 73 Episoden)
- eine positive Korrelation zwischen Refluxepisoden und Beschwerden besteht (90–100 %)

Damit gibt diese Messung Aufschluss, ob Sie wirklich zu viel Reflux haben und ob dieser übermäßige Rückfluss tatsächlich auch die Beschwerden wie Sodbrennen, Druck hinter dem Brustbein, Halsschmerzen, Heiserkeit, Husten etc. verursacht.

Normale Werte für die 24-Stunden-Refluxmessung

Parameter	normaler Wert
Refluxepisoden	0–72
pH-Messung	0–4,1 %

Druck- & Transport- sowie die Refluxmessung sind ganz wesentliche medizinische Untersuchungen, denn erst sie liefern die nötigen Entscheidungsgrundlagen für die individuell optimale Therapie. Daher gilt: **Keine Refluxtherapie ohne Druck- und Refluxmessung!** Ergänzend kann mit einem H2-Atemtest eine Zuckerunverträglichkeit als Ursache der Beschwerden ausgeschlossen werden (Fruktose, Laktose, Xylit/Sorbit).

Methoden der psychologischen Diagnostik

Liefert das Erstgespräch mit dem Refluxspezialisten klare Anhaltspunkte für ein tiefergehendes seelisches Problem, liegt es auf der Hand, den Patienten zum psychologischen Diagnosegespräch zu überweisen. Schließlich will man als gewissenhafter Arzt dem Patienten helfen, und dazu gehört auch, zunächst die genauen Ursachen zu erforschen.

Beim Refluxpatienten werden dabei alle *psychischen Faktoren* erfasst, die

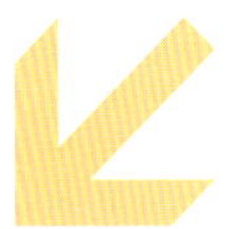

- entweder in ursächlichem Zusammenhang mit dem Entstehen einer Refluxerkrankung stehen können (Reflux als sogenanntes psychosomatisches Symptom: griechisch Seele = psyché, soma = Leib, Körper)
- möglicherweise die Folge von psychischen Belastungen sind, oder
- als Folge einer Refluxerkrankung gesehen werden können (psychische Belastungen sind als psychosomatische Symptome möglicherweise die Folgen einer Refluxerkrankung).

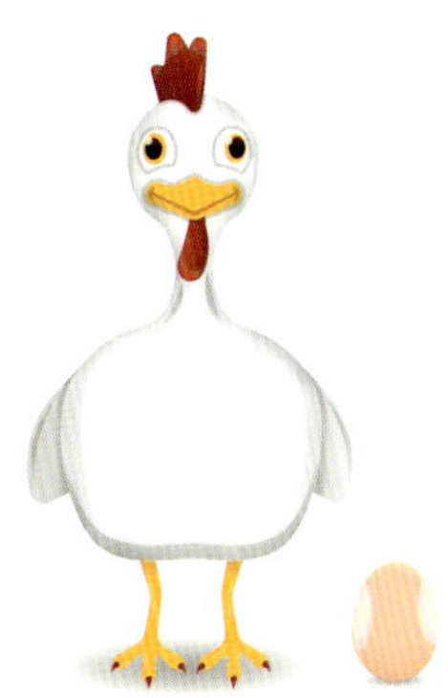

Die „Henne-oder-Ei"-Frage

Hier ergibt sich nicht selten die berühmte Frage: Was war zuerst da – die Henne oder das Ei? Konkret: Haben psychische Beschwerden die Refluxkrankheit (mit-)ausgelöst oder hat der chronische Reflux zu erhöhter Stressbelastung geführt?
Die psychologische Diagnostik kann also einerseits psychische Beschwerden erfassen, die möglicherweise in ursächlichem Zusammenhang mit Ihren Refluxbeschwerden stehen. Das sind etwa die

in Kapitel 1 geschilderten Belastungsreaktionen durch Zeit- und Leistungsdruck bzw. ständige geteilte Aufmerksamkeit auf verschiedene Reize in unserer Umgebung: Also etwa Mobiltelefone, Computer, Fernsehgeräte etc., die gleichzeitig und abwechselnd bedient werden. Sehr häufig spielen auch Ängste, Verstimmungszustände und Suchterkrankungen (Alkoholmissbrauch, Nikotinkonsum, Essstörungen) eine ursächliche Rolle. Sie begünstigen als psychische Beschwerden sogenannte psychosomatische Leiden.
Umgekehrt wiederum ist seit Langem bekannt, dass körperliche, speziell chronisch gewordene Beschwerden Betroffene im Alltag deutlich stressen: in Form von Ängsten, Ärger, Gefühls- und Konzentrationsstörungen. Leidet man ständig unter Sodbrennen, Druckgefühl in der Brust, Aufstoßen, Schluckbeschwerden oder Reizhusten, wird man mit der Zeit gehörig unter Druck gesetzt. Refluxbeschwerden begleiten die Betroffenen möglicherweise also ständig belastend im Hintergrund, vor allem, wenn dadurch auch der Schlaf empfindlich gestört ist.

Wie erkennt man, ob psychische Probleme hinter den Refluxbeschwerden stecken?

Beim Gespräch mit dem Psychologen sind Offenheit und Ehrlichkeit angesagt.

Erster Schritt ist ein ausführliches und vertrauensvolles Gespräch mit dem Psychologen. Erzählen Sie dabei als Betroffener ehrlich über Ihre psychischen Empfindungen, körperlichen Beschwerden und Schmerzen, über Ihre Lebens- und Krankheitsgeschichte sowie über ihre derzeitigen Lebensumstände. Je offener Sie dabei von ihren Gedanken, Gefühlen und Sorgen, Wünschen und Zielen berichten, desto besser kann Ihnen in weiterer Folge auch geholfen werden. Um alle möglichen psychischen Beschwerden zu untersuchen bzw. allfällige, relevante krankheitswertige Diagnosen zu hinterfragen, führt der Psychologe ein strukturiertes Interview durch.

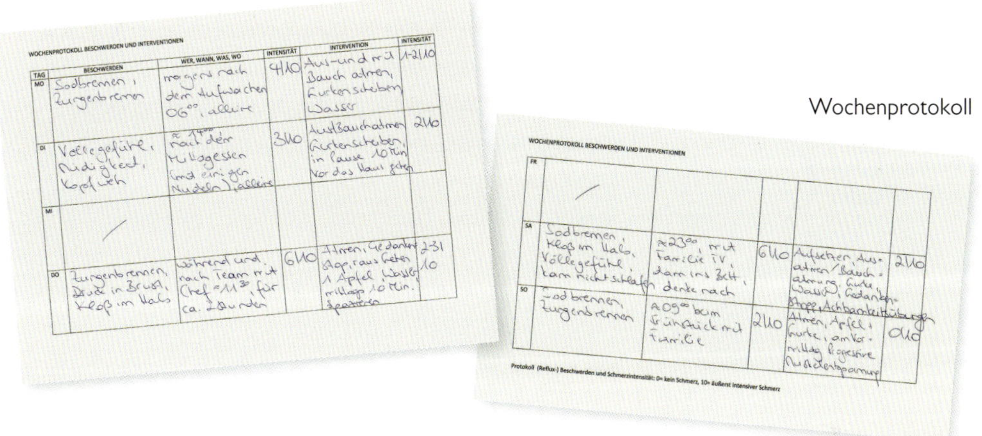

Wochenprotokoll

Wochenprotokoll Beschwerden und Interventionen (Gegenmaßnahmen)

Tag	Beschwerden	wann, wo	Intensität	Intervention	Intensität
Mo	Sodbrennen, Zungenbrennen	Morgens nach dem Aufwachen, 6.00, alleine	4/10	Aus- und Bauchatmung, Gurkenscheiben, Wasser	1–2/10
Di	Völlegefühl, Müdigkeit, Kopfweh	nach dem Mittagessen (einige Nudeln), 14.00, alleine	3/10	Aus- und Bauchatmung, Gurkenscheiben, in der Pause 10 Min. aus dem Haus gehen	2/10
Mi	–				
Do	Zungenbrennen, Druck in der Brust, Kloß im Hals	während und nach dem Termin mit dem Chef, 11:30, ca. 2 Stunden	6/10	Ausatmung, Gedankenstopp, rausgehen, 1 Apfel, Wasser, mittags 10 Min. spazieren	2–3/10
Fr	–				
Sa	Sodbrennen, Kloß im Hals, Völlegefühl, kann nicht schlafen	23:00, TV mit Familie, dann ins Bett, nachdenken	6/10	Aufsetzen, Aus- und Bauchatmung, Gurke, Wasser, Gedankenstopp, Achtsamkeitsübungen	2/10
So	Sodbrennen, Zungenbrennen	9:00, beim Frühstück mit Familie	2/10	Atmen, Apfel und Gurke, am Vormittag Progressive Muskelentspannung	0/10

Protokoll (Reflux-)Beschwerden und Schmerzintensität: 0 = kein Schmerz, 10 = äußerst intensiver Schmerz

Fragebögen und Beschwerdelisten sollten so detailliert wie möglich ausgefüllt werden.

Fragebögen, Befindlichkeitsskala und Beschwerdelisten

Zusätzlich zum erwähnten strukturierten Interview arbeiten wir bei der psychologischen Diagnostik häufig auch mit Fragebögen. Zum Einsatz gelangen hier beispielsweise sogenannte Befindlichkeitsskalen und Beschwerdelisten, mit denen die Betroffenen selbst angeben, unter welchen Beschwerden bzw. Symptomen sie in welcher Intensität leiden. Dabei wird eine Reihe körperlicher und psychischer Beschwerden genau hinterfragt, die der Betroffene in letzter Zeit häufig und deutlich subjektiv wahrgenommen hat: physische (= körperliche) Symptome wie Kopf- oder Bauchschmerzen, Hitzewallungen, Herzklopfen, Müdigkeit etc. oder psychische (= seelische) Symptome wie etwa Angst, gedrückte Stimmung, Traurigkeit, Ärger, Gedankenkreisen, Grübeln.

In der psychologischen Praxis häufig auftretende Symptome und psychische Beschwerden rund um die Refluxkrankheit

- Aerophagie (häufiges Luftschlucken und in Folge vermehrtes Rülpsen, Völlegefühl, Blähungen)
- Halsbrennen
- Schluckbeschwerden
- Knödelgefühl
- Somatisierungsstörung allgemein (= körperlicher Schmerz als Manifestation eines seelischen Problems)
- Somatoforme Schmerzstörung (quälender chronischer Schmerz, der nicht ausreichend über eine physische = körperliche Krankheitsursache erklärbar ist)

- Angststörung
- Depression
- Traumatisierende Lebensereignisse (Verlust, Tod, schwere Krankheit etc.)
- Trauerreaktion mit längerfristiger depressiver Begleitreaktion
- Burn-out (= Ausbleib total!)
- Essstörung

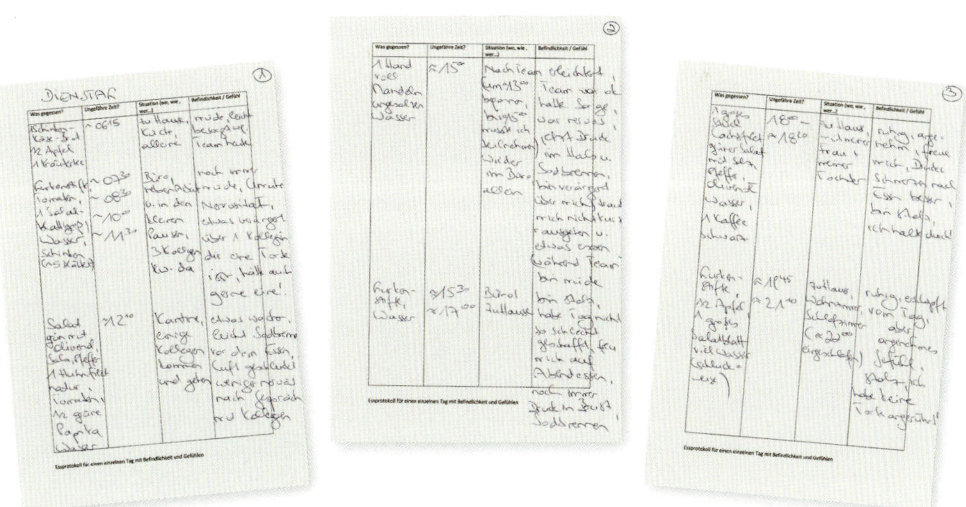

Essprotokoll für einen einzelnen Tag

Essprotokoll für einen einzelnen Tag mit Befindlichkeit und Gefühlen – Dienstag

Was gegessen?	Ungefähre Zeit	Situation (wo, wie)	Befindlichkeit/Gefühl
1 Schinken-Käse-Brot, ½ Apfel, 1 Kräutertee	6.15	zu Hause, Küche, alleine	müde, leicht besorgt wg. Team heute
Gurkenstifte, Tomaten, 1 Salatblatt groß, Wasser, Schinken (ca. 5 Blätter)	7.30 8.30 10.00 11.30	Büro, neben der Arbeit und in den kleinen Pausen, 3 Kollegen tw. da	noch immer müde, Unruhe, Nervosität, etwas verärgert über eine Kollegin, die eine Torte isst, hätte auch gern eine!
Salat grün mit Olivenöl, Salz, Pfeffer, 1 Hühnerfilet natur, Tomaten, ½ grüner Paprika, Wasser	12.10	Kantine, einige Kollegen kommen und gehen	etwas wacher, leicht Sodbrennen vor dem Essen, Luft geschluckt, weniger nervös nach Gespräch mit Kollegen
1 Handvoll Mandeln ungesalzen, Wasser	15.00	nach Team (um 13.00 begonnen, bis 15.00, Teilnahme ein Muss), wieder im Büro, alleine	erleichtert, Team war ok, hatte Sorge, war nervös, jetzt Druck im Hals und Sodbrennen, bin verärgert über mich selbst, traue mich nicht kurz während Teambesprechung rauszugehen oder etwas zu essen, bin müde
Gurkenstifte, Wasser	15.30 17.00	Büro, zu Hause	bin stolz, habe Tag nicht so schlecht geschafft, freue mich aufs Abendessen, noch immer Druck in der Brust, Sodbrennen
1 großes Stück Lachsfilet, grüner Salat mit Salz, Pfeffer, Olivenöl, Wasser, 1 Kaffee schwarz	18.00 18.20	zu Hause, mit meiner Frau und meiner Tochter	ruhig, angenehm, freue mich, Druck und Schmerzen nach dem Essen besser, bin stolz, ich halte durch!
Gurkenstifte, ½ Apfel, 1 großes Salatblatt, viel Wasser (schluckweise)	19.45 21.10	zu Hause, Wohnzimmer, Schlafzimmer (gegen 22.00 eingeschlafen)	ruhig, erschöpft vom Tag, aber angenehmes Gefühl, stolz, ich habe keine Torte angerührt

Fragebögen und Tests

Überdies werden in der psychologischen Diagnostik auch bestimmte Denkschemata, Einstellungen und Verhaltensmuster von Patienten abgeklärt. Auch dies geschieht auf Basis standardisierter Interviews oder Fragebögen. Die Erkenntnisse ergeben dann insgesamt ein Bild von der Persönlichkeitsstruktur des Betroffenen, welches wiederum eine wichtige Grundlage für die nachfolgende Behandlung darstellt.
Bei Bedarf ist es auch möglich, testdiagnostisch abzuklären, ob jemand leistungsmäßig beeinträchtigt ist. Das kann etwa Konzentration, Aufmerksamkeit oder Merkleistung betreffen.

Verhaltensdiagnostik

Ein Psychologe, der Erfahrung mit Refluxpatienten hat, erkennt bereits im Erstgespräch typische Auffälligkeiten wie flache Atmung oder körperliche Anspannung. Durch diesen geschulten Blick von außen wird vielen Betroffenen dann zum ersten Mal bewusst, wie angespannt sie wirken oder wie flach sie atmen. Auch gedrückte Stimmung, körperlich klar erkennbare Stressreaktionen sowie die Art und Weise, wie der Patient kommuniziert, tragen zur Diagnosefindung bei.
Dies alles sollte selbstverständlich dem Patienten genau rückgemeldet und mit ihm offen und ehrlich besprochen werden.

Gute psychologische Diagnostik: zuhören, verstehen, annehmen

Das Wichtigste in der psychologischen Diagnostik ist vor allem dies: zuhören, verstehen und annehmen. Sie als Patient kommen, weil Sie gehört werden wollen, weil Sie Verständnis für Ihre Beschwerden erwarten und weil Sie die Unterstützung eines Fachmannes erhoffen, der sich aufrichtig für Sie interessiert.
Für Refluxpatienten ist die psychologische Diagnostik oft der Ausgangspunkt für eine weiterführende Behandlung, die mehr als nur eines Gesprächs bedarf. Wie überall gilt auch hier: **Kein Erfolg ohne Kooperation!**

4 Fazit 2: Reflux ist nur ganzheitlich zu behandeln

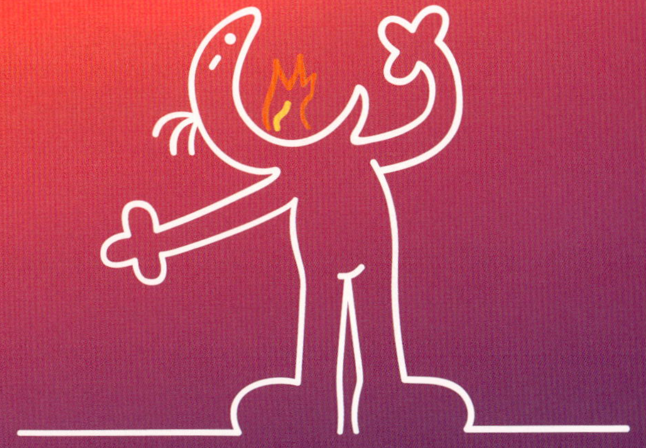

Sie haben nun die beschriebenen Gespräche und Untersuchungen hinter sich. Die Ergebnisse zeigen, dass Reflux die Ursache für Ihre Beschwerden darstellt. Vielleicht wurde auch bei Ihnen, wie häufig der Fall, ein Problem der Stressbewältigung oder ein anhaltender Ausbleib, also ein Mangel an Zuwendung oder Wertschätzung, festgestellt. Was nun?

Prinzipiell gibt es folgende Möglichkeiten zur Behandlung der Refluxkrankheit:

- Lifestyle-Modifikation (Anti-Reflux-Ernährungskonzept, Bewegung/Sport)
- Therapie mit Medikamenten
- Psychologische Therapien (Gespräch, Übungen, Gymnastik, Meditation)
- Chirurgische Therapien (Reparatur bzw. Stärkung des Anti-Reflux-Ventils, z. B. Fundoplicatio, LINX-Ring, EndoStim etc.)
- Bei krankhaften Schleimhautveränderungen (Barrett-Ösophagus): Minimierung des Krebsrisikos durch Abtragung der Barrett-Schleimhaut

Start mit medikamentöser Therapie, um den Reflux weniger sauer zu machen.

Bei vielen Patienten führt erst der wohlabgestimmte Mix an Behandlungen zum bestmöglichen Erfolg.

Unabhängig vom Stadium der Refluxkrankheit empfiehlt es sich immer, zuerst mit einer medikamentösen Therapie (den Reflux weniger sauer machen!) und mit einer gleichzeitigen Änderung der Ernährungsgewohnheiten, also einer Anti-Reflux-Ernährung, zu beginnen. Parallel dazu sollte bei Bedarf auch die psychologische Therapie beginnen. Erst wenn sich trotz konsequenter Behandlung das Wohlbefinden nicht ausreichend wiederherstellen lässt, ist eine chirurgische Behandlung zu erwägen. Eine solche kann sowohl im Früh- als auch im fortgeschrittenen Stadium der Erkrankung (siehe unten), d.h. bei Zwerchfellbruch sinnvoll und zielführend sein. Insgesamt betrifft der Bedarf an einer chirurgischen Therapie aber maximal 5 % aller von chronischen Refluxbeschwerden Geplagten. Mit anderen Worten: jeden 20. Patienten. Doch auch bei diesen gilt: Ohne Änderung des Lebensstils und psychologische Begleitung bringt auch ein operativer Eingriff mittel- bis langfristig nicht den gewünschten Erfolg!

Maximal 5 % aller Refluxpatienten benötigen einen chirurgischen Eingriff.

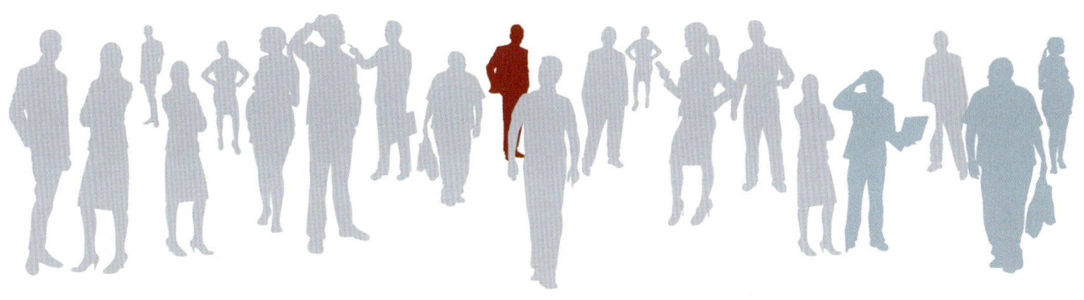

Prinzipiell ist an eine Anti-Reflux-Operation zu denken, wenn

- die Beschwerden durch vermehrten Säurereflux bedingt sind und der Betroffene die Säureblocker-Medikamente nicht mehr nehmen will oder kann (Nebenwirkungen der Säureblocker, siehe unten);
- die Beschwerden durch vermehrten nicht sauren Reflux bedingt sind und damit Magensäureblocker unwirksam sind;
- eine Kombination der oben angeführten Umstände vorliegt und keine Gegenanzeige gegen die Operation bestehen (Herz-, Kreislauf-, Lungen-, Nerven-, Stoffwechsel-, Bluterkrankungen; Schwangerschaft).

Die wichtigsten Gründe für einen chirurgischen Eingriff

Therapiemöglichkeiten bei Reflux:
In allen Fällen ist eine psychologische Diagnose und Therapie zu empfehlen.

Speiseröhren-Trompete	Krebsrisiko	Therapiemöglichkeiten
Typ B ohne Barrett-Ösophagus	nein	Medikamente, Ernährung, OP
Typ B mit Barrett-Ösophagus	ja	Radiofrequenz-Ablation des Barrett-Ösophagus, Medikamente, Ernährung, OP
Typ C ohne Barrett-Ösophagus	nein	Medikamente, Ernährung, OP
Typ C mit Barrett-Ösophagus	ja	Radiofrequenz-Ablation des Barrett-Ösophagus, Medikamente, Ernährung, OP

Die Speiseröhren-Trompete Typ B ist das Frühstadium, Typ C das fortgeschrittene Stadium von Reflux, wie im Text ausgeführt. Die Therapie richtet sich nach dem Ergebnis von Gastroskopie, Krebsrisiko, Druck-, Transport- und 24-Stunden-Refluxmessung, und dem Ansprechen auf etwaige Therapien. Barrett-Ösophagus entsteht durch Reflux und bedeutet ein erhöhtes Krebsrisiko. Die Radiofrequenz-Ablation (RFA) wird zur Entfernung eines Krebs-Risiko-Gewebes (Barrett-Ösophagus, Barrett-Syndrom) angewendet, wie im Text dargestellt. In allen Fällen ist nach Abklärung eine entsprechende psychologische Beratung zu empfehlen. Medikamente, Ernährung und OP werden im Text beschrieben.

Erst eine gründliche Diagnose ermöglicht die individuell optimale Therapie.

Im Folgenden werden die einzelnen Behandlungsmöglichkeiten vorgestellt. Welche davon bzw. welche Kombination an Therapien für den jeweiligen Patienten optimal ist, kann natürlich erst nach gründlicher Diagnose individuell festgelegt werden.

Therapie mit Medikamenten

Arzneimittel können in vielen Fällen die Refluxbeschwerden zumindest eine Zeit lang gut lindern. Ein Großteil der Beschwerden bei Reflux entsteht bekanntlich durch den übermäßigen Rückfluss der Magensäure. Dies reizt und entzündet die Speiseöhre. Die Folge: Schmerzen in der Magengrube, Sodbrennen, saures Aufstoßen.

Hier greift die Therapie mit Medikamenten ein: Sie mindert den Säureanteil im Reflux – **nicht aber den Reflux an sich** – und lindert bzw. beseitigt die Beschwerden.

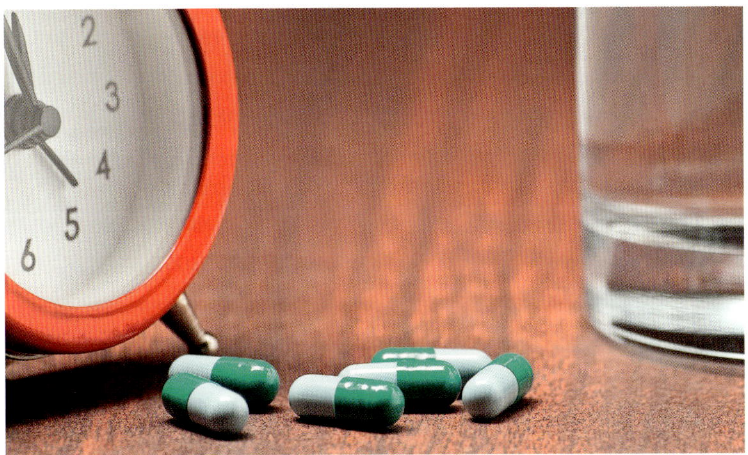

Keine Medikamenten-Therapie ohne gründliche Voruntersuchung!

Medikamente mindern den Säureanteil im Reflux, aber nicht den Reflux selbst.

Drei Arten von Medikamenten-Gruppen machen den Mageninhalt weniger sauer:

- **Antazida:** diese neutralisieren die Säure im Mageninhalt (z. B. Rennie®, Maalox, sog. Basenpulver) bzw. kleiden die Schleimhaut mit einer Schutzschicht gegen die aggressive Magensäure aus (z. B. Ulcogant®, Gaviscon®, Ziverel®).
- **Histamin-Rezeptor-Blocker:** diese hemmen jenen Anteil der Magensäureproduktion, der über den Botenstoff „Histamin" aktiviert wird (z. B. Ulsal®, Ranitidin, Zantac®).
- **Magensäureblocker bzw. Protonenpumpen-Hemmer (PPI):** diese führen zu einer wirksamen Hemmung der Produktion der Magensäure (z. B. Omec®, Pantoprazol, Pantoloc®, Durotiv®, Nexium®, Agopton®, Zurcal® etc.).

Anfangs werden rund vier von fünf Patienten durch eine hochdosierte Therapie mit Magensäureblockern beschwerdefrei oder haben deutlich weniger Leidensdruck. Dieser Effekt verschwindet allerdings mit der Zeit bei jedem Fünften: Bei ihnen treten die Refluxbeschwerden erfahrungsgemäß trotz 2–3 Monaten kontinuierlicher PPI-Therapie wieder auf.

Unkontrollierte Langzeiteinnahme von Magensäureblockern führt oft zu unerwünschten Nebenwirkungen.

Wichtig: Die Langzeit-Behandlung mit PPI-Präparaten kann zu Nebenwirkungen führen wie zur verstärkten Infektionsneigung, zu Haarausfall, Kopfschmerzen, Übelkeit, Völlegefühl, Blähungen, Durchfall sowie zu Osteoporose. Wie bereits in Kapitel 2 über die „Dysbalance des Stoffwechsels" ausgeführt, ist für diese Nebenwirkungen nicht nur die PPI-Therapie alleine verantwortlich. Es liegt auch am Essverhalten, das neben dem Reflux das Ungleichgewicht des Stoffwechsels auslöst.

Eine Weiterführung der Einnahme eines Antazidums bzw. eines Magensäureblockers ist daher nur dann zu empfehlen, wenn:

- saurer Reflux als Ursache für die Beschwerden nachgewiesen ist,
- das Medikament den Patienten beschwerdefrei macht und
- der Betroffene kein Problem hat, die Medikamente zu nehmen bzw. keine unerwünschten Nebenwirkungen auftreten (Haarausfall, Völlegefühl, Blähungen, Verstopfung, Kopfschmerzen, Osteoporose).

Eines können die genannten Arzneimittel allerdings nicht: Sie beheben weder die Hauptursache der Refluxkrankheit, den durch konzentrierten Zucker aus der Balance geratenen Stoffwechsel, noch ein die Refluxkrankheit förderndes seelisches Problem. Daher haben die Ernährungsumstellung und bei vielen Patienten auch die psychologische Beratung einen ganz wichtigen Stellenwert in der erfolgreichen Behandlung der Refluxbeschwerden. Denn Ernährungsumstellung und psychologische Beratung helfen, die Ursachen der Refluxkrankheit in den Griff zu bekommen.

Das Anti-Reflux-Ernährungskonzept

Ausgehend von der sog. *Dr. Ewald Riegler Diät* und der *Dr. Robert Atkins Diät* aus den 1970er Jahren, den wissenschaftlichen Erkenntnissen der letzten 25 Jahre und den Ergebnissen der von uns durchgeführten Untersuchungen haben wir die sogenannte „Ampeldiät" zur Behandlung von Reflux entwickelt. Eine detaillierte Beschreibung dieses Ernährungskonzepts findet sich in den Büchern M. Riegler, K. Hönig-Robier: „Nie wieder Sodbrennen" (maudrich Verlag, 2015), M. Riegler, A. Grossmann: „Richtig essen bei Reflux und Sodbrennen" (Kneipp Verlag, 2016) und M. Riegler, K. Hönig-Robier: „Erfolgsdruck macht sauer" (maudrich Verlag, 2019). Im Folgenden sind daher nur die wichtigsten Eckpfeiler der Ampeldiät skizziert.

Wo Sie sich näher über die „Ampeldiät" informieren können

Die drei Stufen des Anti-Reflux-Ernährungskonzepts – die „Ampeldiät"

Ziel der Ampeldiät: Beschwerdefreiheit durch zeitweisen Verzicht auf konzentrierten Zucker

Ziel der Anti-Reflux-Ernährung ist es, konzentrierten Zucker wegzulassen, diesen durch **nicht konzentrierten** Zucker zu ersetzen und durch stündliche Zwischenmahlzeiten etwaige Refluxbeschwerden zu neutralisieren.

Je nach Gehalt an konzentriertem Zucker umfasst die Anti-Reflux-Ernährung drei Stufen, die man sich wie Ampelphasen vorstellen muss:

Stufe 1: Starke Beschwerden: völliger Verzicht auf konzentrierten Zucker

Stufe 2: Häufige Beschwerden: weitgehender Verzicht auf konzentrierten Zucker

Stufe 3: Gelegentliche Beschwerden: Reduktion konzentrierten Zuckers

Stufe 1: rote Ampelphase

Steht die „Ampel“ aufgrund starker Beschwerden auf Rot, entspricht die erlaubte Ernährung der rechten Spalte in Übersichtstabelle (S. 95f.). Das bedeutet einen vorübergehenden völligen Verzicht auf jeglichen konzentrierten Zucker in Speisen und Getränken.

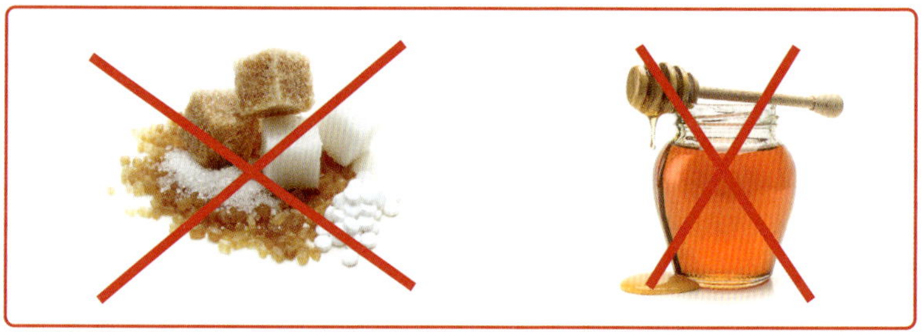

Stufe 2: gelbe Ampelphase

Hat sich der Leidensdruck schon etwas gebessert, treten aber Beschwerden wie Sodbrennen, saures Aufstoßen, Heiserkeit oder trockener Husten immer noch regelmäßig auf, steht die „Ampel“ bereits auf Gelb. In dieser Phase sind die strikten Ernährungsvorschriften schon etwas gelockert. Erlaubt sind zusätzlich täglich 1–2 Scheiben Brot, Hartkäse sowie gedünstetes Gemüse.

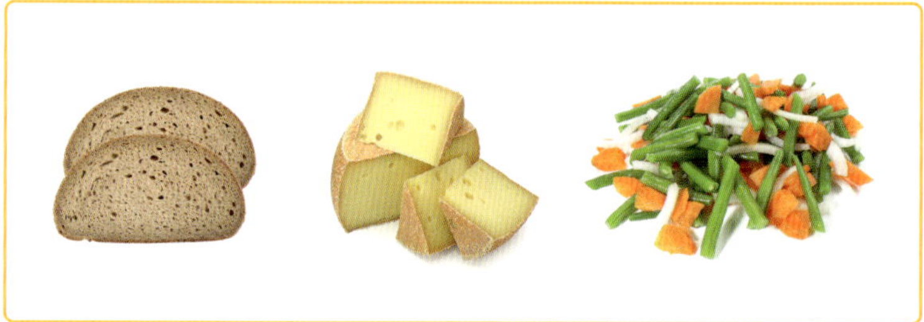

Stufe 3: grüne Ampelphase

Bei leichteren, nur gelegentlichen Beschwerden steht die „Ampel“ schon auf grün: Das bedeutet zwar noch nicht ganz „freie Fahrt“, aber doch schon eine große Ernährungsvielfalt. Das Speisen-Spektrum ist nun auch um Beilagen wie Nudeln, Reis, Gnocchi und Kartoffeln, um klare Suppen sowie um die sogenannten grünen Smoothies erweitert. Wichtig ist, dass man sich von den nun erlaubten Kohlehydrat-Beilagen nur etwa die Hälfte der Menge auf den Teller gibt, die man früher davon verzehrt hat.

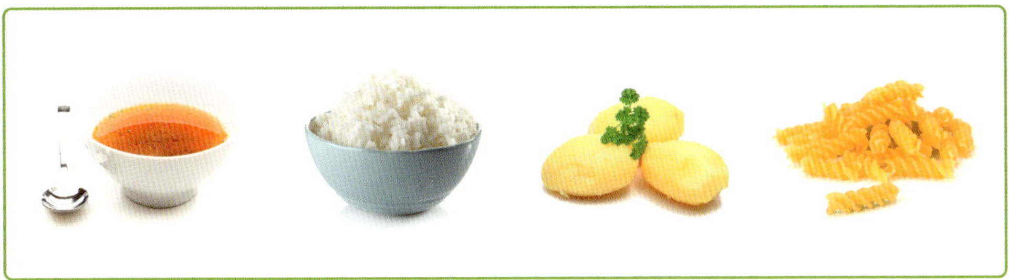

In punkto Getränke herrscht in allen Stufen 1 und 2 ein strikter Verzicht auf konzentrierten Zucker: Erlaubt sind Kaffee und Tee, jeweils ohne Milch, Zucker, künstlichen Süßstoff, E-Stoffe, Farb- & Konservierungsstoffe, sowie kohlensäurefreies Wasser. In Stufe 3 ist Wein und Bier in kleinen Mengen (0,25 bis 0,3 Liter) erlaubt. Dazu sollte immer ein großes Glas Wasser (½ Liter) getrunken werden.

Dauer der „Ampeldiät“

Wann die Einschränkungen gelockert werden können

Um die positive Wirkung auf die Refluxbeschwerden voll entfalten zu lassen, ist es ratsam, sich mindestens drei Wochen konsequent an die in der jeweiligen „Ampelstufe“ gebotenen Einschränkungen zu halten. Sollte es nach dem Wechsel in eine gelockerte Phase, z. B. von Stufe Gelb auf Grün, wiederum häufiger zu Refluxbeschwerden kommen, dann heißt es zurück auf Stufe Gelb bzw. Rot. Nach ca. 2–3 Wochen kann dann ein neuerlicher Versuch unternommen werden, sich gemäß der nächsthöheren Stufe zu ernähren, also die „Ampel wieder auf Gelb oder Grün zu stellen."

Die Kostumstellung sollte nur unter ärztlicher Begleitung durchgeführt werden und zwar erst dann, wenn eine sog. medizinische Gegenanzeige ausgeschlossen ist (Tumor, Polyp, Immunschwäche, Herz/Kreislauferkrankung, Haut-, Blut-, Nervenerkrankung etc.). Regelmäßig durchgeführte Untersuchungen kontrollieren den Erfolg der Kostumstellung auf Herz/Kreislauf, Blutdruck, Stoffwechsel, vorhandene Spurenelemente und Vitamine.

Ratsam ist, sich an ein spezialisiertes Zentrum mit entsprechender Erfahrung in Diagnose und Therapie der Refluxkrankheit, inkl. Ernährungsberatung zu wenden.
Eine Orientierung am Anti-Reflux-Ernährungskonzept ist auch für jene 5 % aller Refluxpatienten zu empfehlen, die z. B. aufgrund einer Trompete Typ B oder eines Zwerchfellbruchs operiert werden müssen. Ein Überblick über die chirurgischen Möglichkeiten findet sich ab Seite 116, eine genauere Beschreibung der möglichen chirurgischen Eingriffe im Buch „Nie wieder Sodbrennen".

Die Vorteile des Anti-Reflux-Ernährungskonzepts

So profitiert man vom Anti-Reflux-Ernährungskonzept

Die disziplinierte Einhaltung der in der folgenden Tabelle angeführten Dos (erlaubt) und Don'ts (nicht erlaubt) bei Reflux bewirkt:

a) in vielen Fällen (80 %) eine deutliche Minderung, bisweilen auch das völlige Nachlassen (50 %) von Sodbrennen oder saurem Aufstoßen ohne Begleitmedikation
b) in anderen Fällen (70 %) eine Reduktion der Einnahmehäufigkeit oben beschriebener Medikamente, die dadurch ihre Wirkung besser und „ungestörter" entfalten können
c) eine deutliche Zunahme der Lebensqualität durch mehr Antriebskraft und Wohlbefinden

d) in Stufe 1 und 2 eine anfängliche Gewichtsreduktion durch den vollständigen Verzicht auf konzentrierten Zucker bzw. konzentrierte Kohlenhydrate

Die nachstehende Tabelle bezieht sich auf die strengste Phase der „Ampeldiät", also auf die rote Phase, wo gänzlich auf konzentrierte Kohlenhydrate zu verzichten ist.

Was fördert Reflux und was beugt ihm vor?

Nahrungsmittel mit konzentriertem Zucker**, die zu Reflux und zu Beschwerden führen:	Nahrungsmittel, die Reflux vorbeugen bzw. die Beschwerden rasch verschwinden lassen:
1. Alle Getreideprodukte & Süßstoffe Alle Arten von Brot und Gebäck, Kuchen und Torten, jede Art von Müsli oder Porridge Nudeln, Knödel, Gnocchi, Ravioli, Reis, Glasnudeln, Mais und Popcorn Nüsse, Mandeln, Maroni (Edelkastanie) Künstliche Süßstoffe, Aromastoffe, Konservierungsmittel, E-Stoffe, Stevia, Ahornsirup, Honig	**1. Produkte tierischen Ursprungs** Rind, Schwein, Kalb, Lamm, Wild, Geselchtes, Roastbeef, Schinken und Speck ohne Zucker (keine fertig abgepackten Wurst-/Schinkenwaren!) Huhn und Pute, alle Arten von frischem oder geräuchertem Fisch (Lachs, Thunfisch, Schwertfisch, Haifisch etc.) und nicht konservierten Meerestieren (Ausnahme: Konservierung durch Tiefkühlung), also Fisch, Scampi, Muscheln, Lobster etc. Hartgekochte Eier (kein weiches Ei/Spiegelei, Rührei, Eierspeise!)
2. Milchprodukte und Schokolade Jede Art von Milch, Joghurt und Milchshakes oder Joghurt-Getränken; Butter, Schlagobers (Sahne), Käse, Mayonnaise Jede Art von Schokolade ± Nüssen etc. Jede Art von Pudding, Smoothies, Obers, saure Sahne!	**2. Zubereitung vom Fleisch** Rind, Schwein, Lamm, Pute, Huhn, Fisch, Sea Food: gegrillt in Olivenöl (aber nicht gedünstet), Tafelspitz gekocht, aber dann nicht die Suppe und das Gemüse, sondern nur das Fleisch essen. Gegrillte Zucchini, grüne Paprika, Pfefferoni Grillhuhn im Backrohr Speck und Geselchtes ohne Zucker, E-Stoffe, Konservierungsmittel und Farb- und Geschmacksverstärker
3. Gemüse Zwiebel, Bohnen, Fisolen (grüne Bohnen), Erbsen, Kohl, Rote Rüben (Rote Bete); außerdem gelbe, orange und rote Paprika, Karotten*), Kürbis, Sojabohnen, Tofu, Kartoffeln in jeglicher Form (u.a. Chips, Pommes frites etc.), Kokosnuss-Produkte, Avocado	**3. Gemüse (immer mit der Schale)** Alle Arten von Blattsalaten, Kraut, Chicorée, Blattspinat, Löwenzahnsalat, Rucola, grüner Paprika, Tomaten, Salatgurken, Radieschen, frische Kapern, Schnittlauch, Fenchel, gekochter Spargel, Oliven

Nahrungsmittel mit konzentriertem Zucker**, die zu Reflux und zu Beschwerden führen:	Nahrungsmittel, die Reflux vorbeugen bzw. die Beschwerden rasch verschwinden lassen:
4. Obst Äpfel (außer die rechts angeführten Sorten), Orangen, Mandarinen, Bananen, Birnen, Zitronen, Limetten, Marillen (Aprikosen), Ringlotten, Pflaumen, Kirschen, Erdbeeren, Himbeeren, Brombeeren, Datteln, Mango, Ananas, Kiwi, Sternfrucht, Weintrauben, Melone	**4. Obst (immer mit der Schale)** Grüner Apfel (z. B. Sorte Granny Smith), Apfelsorte Pink Lady, Elster, Braeburn, Lederapfel, saurer Apfel Empfohlen: Apfelsorten mischen und mit Salatgurke kombinieren
5. Getränke Kakao, heiße Schokolade, Fruchtsäfte, alle Arten von Limonaden und Lifestyle-Drinks (z. B. Smoothies), Energydrinks etc., auch in Light-Form! Alle Arten von Alkohol: Bier, Wein, Sekt, Spirituosen	**5. Getränke** Mineralwasser, Tee (schwarz, grün, Kamille und Pfefferminztee, aber: keine Früchtetees wie Hagebutten etc.), Kaffee (Espresso oder Verlängerter mit/ohne Milch, Obers und Zucker sowie ohne künstliche Süßstoffe und E-Stoffe, Geschmacksverstärker und Färbemittel)
6. Zubereitung und Würzung Kein Dampfgaren, Dünsten (inkl. Wok-Pfanne) und Panieren (z. B. Wiener & Pariser Schnitzel, Backhuhn), kein Kernöl, Rapsöl, Sonnenblumenöl, Leinöl sowie keine Margarine (auch keine Diätmargarine), keine fertigen Gewürzmischungen, Senf, Ketchup, Dip-Saucen etc. Kein Essig! Keine Art von Suppe, da dabei konzentrierter Zucker herausgelöst wird!* Keine Pizza, Spaghetti, Lasagne, Vitello tonnato	**6. Zubereitung und Würzung** Kochen, Grillen, Braten (Pfanne oder Backrohr) Olivenöl aus Mittelmeerländern, alle Gewürze OHNE Konservierungsmittel, Geschmacksverstärker, Färbemittel, E-Stoffe! Salz, Pfeffer, jede Art von Kräutern/Gewürzen (Petersilie, Schnittlauch, Majoran, Thymian, Basilikum, Oregano, Dill, Pfefferoni, Kresse, Knoblauch, Ingwer, Wasabi)

* Ausnahme: Karottensuppe bei Darminfektion, da diese Keime bindet und damit hilft, die Infektion zu behandeln.

** Konzentrierter Zucker: der aus seiner natürlichen Hülle herausgelöste Zucker, der den Stoffwechsel und die Speiseröhre stresst; eine genaue Definition von konzentriertem Zucker finden Sie auf Seite 23.

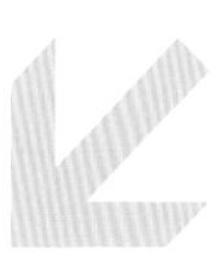

Ernährungstipps bei akuten Refluxbeschwerden und für zwischendurch:

Bei akuten Beschwerden wie Husten, Räuspern, Atemnot:

- sofort ¼ Liter stilles Wasser trinken,
- dazu eine halbe Salatgurke mit Schale essen, von der Salatgurke wie von einem Salzstangerl abbeißen; das neutralisiert den Mageninhalt, verhindert Reflux und säubert, reinigt und kärchert die Speiseröhre, damit sind Reflux und Beschwerden vorerst gebannt; alle 30–60 Minuten wiederholen, oder
- ½ Apfel essen, das neutralisiert den Mageninhalt, reinigt die Speiseröhre und gibt gute Energie; das ist besonders hilfreich, wenn auch Kopfschmerzen bestehen.

Der Snack für zwischendurch bei akuten Beschwerden oder alle 30–60 Minuten:

- ½ Salatgurke mit Schale, längs durchschneiden und mit Schinken, Speck, gegrilltem oder geräuchertem Fisch, Fleisch (Huhn, Rind etc.) belegt, dazu ein hartes Ei (10 Minuten gekocht)
- 2–3 Radieschen, gemischt mit Salatgurke mit Schale, dazu Schinken, Speck, gegrilltem oder geräuchertem Fisch, Fleisch, dazu ein hartes Ei (10 Minuten gekocht)
- ½ Apfel (Granny Smith, Elstar, Braeburn, Pink Lady) mit Schale in Scheiben geschnitten und mit Schinken, Speck, gegrilltem oder geräuchertem Fisch, Fleisch (Huhn, Rind etc.) belegt, dazu ein hartes Ei (10 Minuten gekocht)
- immer ½ Liter stilles Wasser dazu trinken

Merke: Akute Beschwerden können durch die angeführten Maßnahmen beseitigt bzw. gelindert werden, ersetzen aber nicht die ärztliche Behandlung, deshalb sollten sich die Betroffenen bei Beschwerden immer an eine Ärztin oder einen Arzt ihres Vertrauens wenden. Eine entsprechende Abklärung ist angezeigt (Gespräch, Gastroskopie etc.).

Fazit: Hungern und Dursten (auch seelisch!) fördern Reflux und Beschwerden.

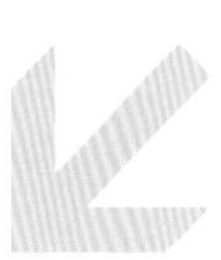

Ernährungstipps für den Alltag

1. Nie hungern!
   Vormittags und nachmittags ist es ratsam, stündlich einen gesunden Snack in Form eines halben grünen Apfels, eines handbreiten Stücks Salatgurke mit der Schale, drei bis vier Radieschen oder zehn Oliven (ohne E-Stoffe, Konservierungsmittel, Zucker) zu sich zu nehmen. Das stündliche Essen einer solchen Kleinigkeit führt dem Körper Energie zu, neutralisiert die Magensäure, stärkt das Anti-Reflux-Ventil und verhindert somit den sauren Rückfluss.
2. Zum Frühstück kann in der roten Phase trotz Verzichts auf konzentrierten Zucker vielerlei gewählt werden: beispielsweise Schinken, Speck, hartes Ei, kalter Braten oder kaltes Huhn, geräucherter Lachs etc. sowie sämtliche in der voranstehenden Tabelle erlaubten Obst- und Gemüsesorten. In der gelben Phase der „Ampeldiät" sind pro Tag bereits zwei Stück Brot sowie Hartkäse erlaubt.
3. Zum Mittag- und Abendessen gibt es für jede Phase der „Ampeldiät" eine Fülle an kombinierbaren Lebensmitteln, die der Speiseröhre guttun. Fleisch-Gemüse-Gerichte sind in vielen Variationen erlaubt. Auch Fisch und Meerestiere können sehr abwechslungsreich warm oder kalt genossen werden. Tolle Rezepte zum Nachkochen für jede der drei Phasen findet man ganz gezielt im Buch „Richtig essen bei Reflux und Sodbrennen" – 50 genussvolle Rezepte für mehr Lebensqualität (erschienen im Kneipp-Verlag, 2016).
4. Auf reichliche Flüssigkeitszufuhr achten. Erlaubt sind in der roten und gelben Phase kohlensäurefreies Wasser, alle Arten von Tee- und Kaffeezubereitungen, allerdings ohne Milch/Obers (Sahne) sowie ohne Zucker, Honig oder Süßstoffe (Stevia, Ahornsirup).
5. Moderater Alkoholkonsum ist ab der grünen Phase wieder erlaubt. Beim Weintrinken ist es ratsam, gleichzeitig etwa die doppelte bis dreifache Menge an Leitungswasser oder stillem Wasser aus einem Extraglas zu konsumieren.

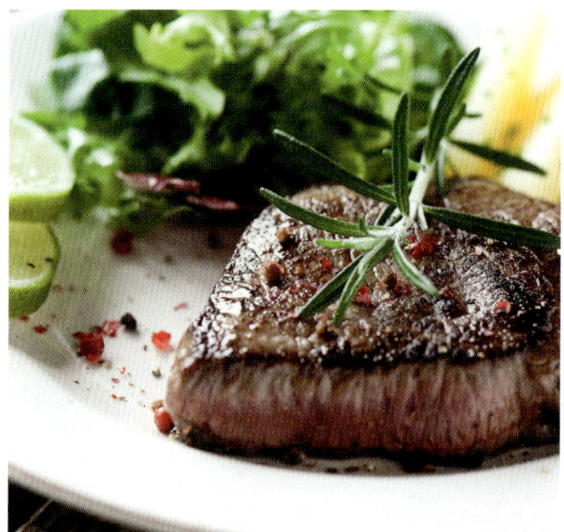

Fleisch-Gemüse-Gerichte sind in vielen Variationen erlaubt.

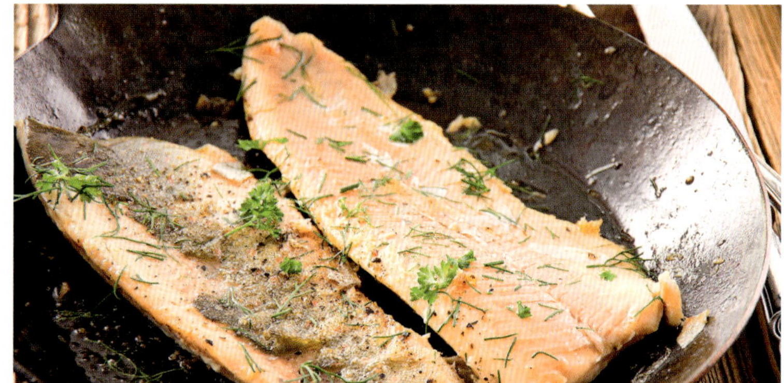

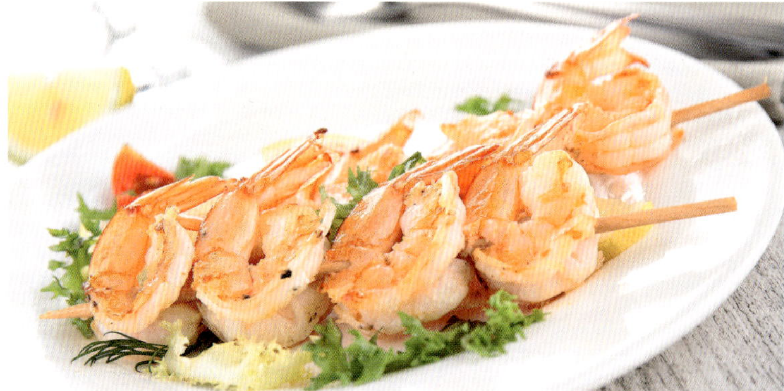

Auch Fisch und Meerestiere können in vielen Variationen warm oder kalt genossen werden.

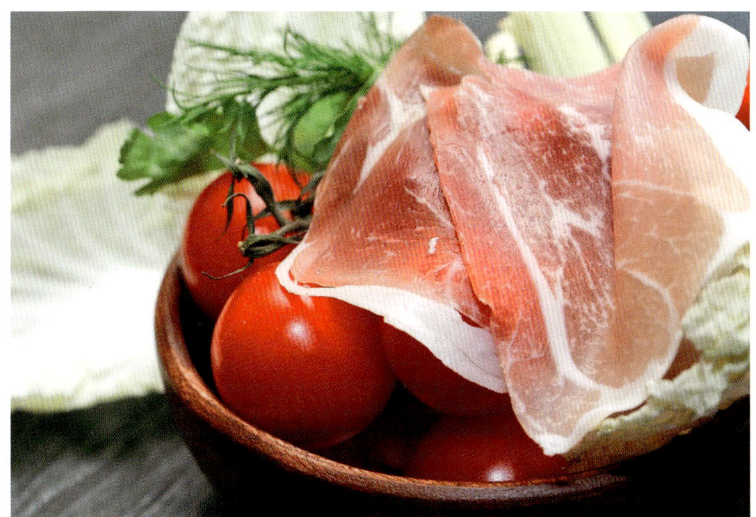

Der Schinken darf auch mal fett sein, solange er ohne konzentrierten Zucker (z. B. Brot, Knödel/Klöße, Nudeln) verzehrt wird.

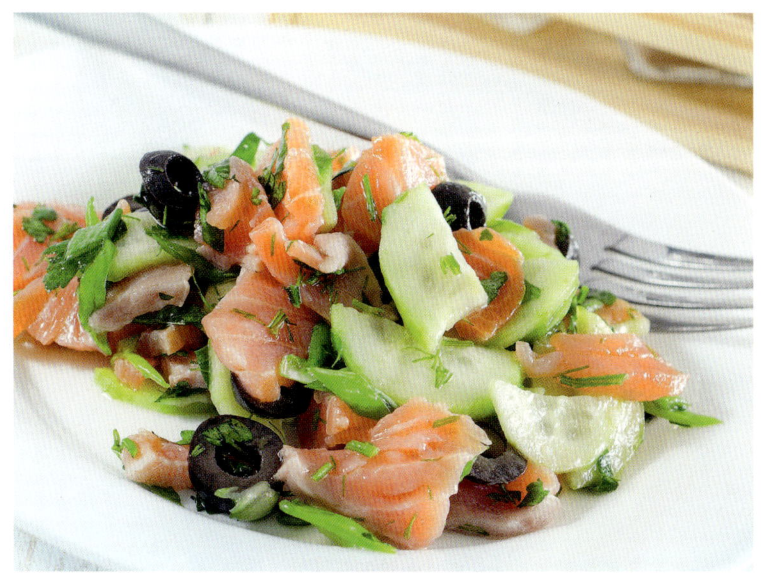

Auch bei Salaten sind zahlreiche Kombinationsmöglichkeiten vorhanden.

Was der Psychologe beitragen kann

„Wozu psychologische Beratung, ich habe doch nur Refluxbeschwerden? Was haben bessere Stressbewältigung und achtsamerer Umgang mit mir selbst, mit der Linderung von Sodbrennen und meinem Knödelgefühl im Hals zu tun?" Diese Fragen werden uns immer wieder gestellt.
Antworten darauf geben bereits Kapitel 1 und 2 sowie die dort angeführten Patientenbeispiele.

Wie die psychologische Therapie von Refluxbeschwerden ablaufen kann

Wenngleich deutlich niedriger als noch vor 20–30 Jahren, es gibt sie heute immer noch: die Hemmschwelle in Bezug auf Berührungspunkte mit der Psychologie. Psychologie hat allerdings ein großes Behandlungsspektrum. So arbeiten wir in der Therapie von Refluxbeschwerden als ersten Schritt mit einem sehr niederschwelligen Angebot, und zwar unter anderem auf der Ebene der Verhaltensänderung. Patienten, die nicht bereit sind, sich tiefer auf einen psychologischen Prozess einzulassen, müssen dies keinesfalls tun. Sie bekommen Ratschläge und Tipps, wie sie ihre Ernährungsumstellung laut „Ampeldiät" konsequent in den Alltag integrieren können, wie sie begleitend richtig atmen und gut körperlich auf sich achten. All dies trägt zur Linderung der Beschwerden bei, konkret zur Stabilisierung von Entzündungen in Speiseröhre und Magen und zur Vorbeugung eines Rückfalls. Denn die Bindegewebsschwäche, sprich die Schwächung des Anti-Reflux-Ventils, ist ja weiterhin vorhanden.

Jeder bestimmt selbst, ob und inwieweit er psychologische Hilfe in Anspruch nimmt.

Die psychologische Behandlung kann also auf dem niederschwelligen Niveau der Verhaltensänderung stehen bleiben. Auf Wunsch des Patienten, dem es schlecht geht, weil er unter dem beschriebenen „Ausbleib" physisch und psychisch leidet, kann jedoch jederzeit eine Ebene tiefer gegangen werden. Dann wird zusätzlich zu praktischen Tipps zur empfohlenen Ernährungsumstellung auch auf den besseren Umgang mit Stressfaktoren im Alltag hin gearbeitet. Wichtig: Im Vordergrund stehen immer die individuellen Bedürfnisse der Patienten, und diese zu respektieren ist in jedem Fall oberster Grundsatz. Jeder Betroffene entscheidet selbst, ob und wie er sich helfen lassen will.

Wer profitiert vom psychologischen Gespräch?

Vorab zur Klarstellung: Nicht jeder Refluxpatient benötigt die Arbeit mit einem Psychologen. Beschwerden wie Sodbrennen, saures Aufstoßen, trockener Husten und Heiserkeit können allein durch jahrelange falsche Ernährungsgewohnheiten entstehen. Nicht immer muss ein tieferliegendes Problem, wie in Kapitel 1 beschrieben, dahinter stecken. Unserer Erfahrung nach ist dies allerdings häufig der Fall. Um Betroffenen zu helfen und Perspektiven aufzuzeigen, wurde letztlich dieses Buch geschrieben.

Für welche Patienten ist die Arbeit mit dem Psychologen besonders empfehlenswert?

Die Arbeit mit dem Psychologen ist vor allem dann empfehlenswert, wenn der Refluxpatient

- Probleme hat, die komplexe Ernährungsumstellung im Alltag umzusetzen. In dem Fall wird primär mit ernährungspsychologischen Ansätzen gearbeitet. Dabei geht es um die Frage: Besteht ein zwanghaftes oder gestörtes Verhältnis zum Essen oder gegenüber bestimmten Nahrungsmitteln?
- Rat und praktische Hilfe zur besseren Stressbewältigung benötigt;
- in schwierigen Lebenssituationen Unterstützung für einen achtsameren Umgang mit sich selbst braucht;
- trotz konsequenter Ernährungsumstellung und Medikamententherapie keine nachhaltige Verbesserung seiner Beschwerden feststellen kann.

Behandlungsmodule

Spätestens jetzt stellt sich vermutlich so mancher Leser die Frage: Was geschieht denn eigentlich im Rahmen einer psychologischen Behandlung?

Im Prinzip kann man sich die Arbeitssitzungen mit dem Psychologen wie ein Lego-Baukastensystem vorstellen: Es gibt mehrere einander ergänzende Therapiemodule, nach denen schrittweise vorgegangen wird:

- Modul Gespräch 1: Öffnen Sie sich für Neues!
- Modul Gespräch 2: Erster erfolgreicher Boxenstopp & Auftanken
- Modul Gespräch 3: Erfolgs-Feedback und Feinschliff für Körper und Seele!
- Modul Gespräch 4: Es ist viel besser und soll so bleiben!

Zu beachten ist allerdings: Ebenso wie die Refluxkrankheit zahlreiche tiefere Ursachen haben kann, so ist auch die Behandlung immer individuell auf den einzelnen Patienten hin auszurichten. Wie ganzheitlich und unterschiedlich diese sein kann, wird in den Patientenbeispielen in Kapitel 5 verdeutlicht.

Erstes Modul: „Öffnen Sie sich für Neues“

Was können Sie sich vom ersten Gespräch erwarten? Ziel ist es, Sie als Patient dort abzuholen, wo Sie stehen und bei Bedarf die am zielführendsten erscheinende, maßgeschneiderte Therapie anzubieten. Je nach den Informationen, die jetzt zur Verfügung stehen, kann entweder eine psychologische Behandlung/Beratung zu Kostumstellung und Begleitmaßnahmen zur Stressreduktion empfehlenswert sein oder eine tiefergehende Psychotherapie zum achtsameren Umgang mit sich selbst.

Am Anfang steht die Bewusstmachung, warum es bei Ihnen zu Refluxbeschwerden gekommen ist.

Wichtig ist, dass Sie als Patient in dem Zusammenhang wissen: Sie haben Ihre Refluxbeschwerden nicht aufgrund eines persönlichen Fehlers selbst verursacht und werden nun mit einer Umstellung der Ernährungsgewohnheiten alleine gelassen. Denn: Falsch machen kann man nur Gelerntes, wo man gezeigt bekommen hat, wie es geht. Und das geschieht ja erst im Rahmen des Erstgesprächs. Deshalb sind Sie nicht schuld, dass Sie Reflux haben. Im Gegenteil, die Folgegespräche sollen Sie entlasten und unterstützen, indem sinnvolle Maßnahmen in wertschätzender Weise ehrlich und transparent erörtert und Therapieziele gemeinsam beschlossen werden.

An deren Umsetzung wird in der nächsten Zeit in mehreren Gesprächen auch gemeinsam gearbeitet. Dabei muss alles, was den Betroffenen bewegt, Raum haben! Auch Ängste, Ärger und ein immer vorhandener, zumindest unbewusster Widerstand gegen eine so plötzlich offenbarte anstehende Veränderung der Ernährungsgewohnheiten und der Gewohnheiten, mit Belastungen im Alltag umzugehen.
Hand aufs Herz: Solche Situationen rufen begreiflicherweise bei vielen von uns zunächst einmal innere Abwehr hervor. Allerdings sind häufige Refluxbeschwerden eine chronische Erkrankung. Hat man diese einmal, muss man damit leben und eine Möglichkeit finden, an deren Ursachen zu arbeiten und damit umzugehen. Im Gegenzug werden Sie wie viele Patienten vor Ihnen aber auch belohnt: Weniger oder gar keine Refluxbeschwerden mehr, und das zumeist ohne regelmäßige Tabletteneinnahme!

Nach dem ersten Gesprächsmodul

Anfangsziel ist auch die verstärkte Selbstbeobachtung.

Am Ende des Erstgespräches geht jeder Patient auf alle Fälle bereits mit der Information nach Hause, welche Behandlungsansätze in nächster Zeit hilfreich wären. Mit ersten hilfreichen Tipps, etwa zur Ernährungsumstellung, und bereits gemeinsam aufgedeckten Problemfeldern im Gepäck.
Danach entscheidet man sich in Ruhe für seinen Weg. Etwa dafür, sich in der nächsten Zeit verstärkt selbst zu beobachten: Wie fühlt man sich, wenn man bestimmte Dinge nun – zumindest vorübergehend – nicht essen darf? Wie atmet man, wie groß ist die körperliche Anspannung im Alltag? Und wie wirken sich diese körperlichen Prozesse auf die vorhandenen Beschwerden wie Sodbrennen, Übelkeit, saures Aufstoßen etc. aus? Um dies im Folgegespräch gut zu dokumentieren, geben wir am Ende des ersten Gesprächsmoduls schon erste Hilfsmittel mit: Essprotokolle, Befindlichkeitsfragebögen oder Schmerztagebücher, wie im Abschnitt „Die ‚Henne-oder-Ei'-Frage" beschrieben.

Zweites Modul: Erster erfolgreicher Boxenstopp & Auftanken

Das zweite Gesprächsmodul findet idealerweise ca. ein bis zwei Wochen nach dem ersten statt. Dabei erzählen zunächst Sie als Patient, wie Sie mit der bereits begonnenen Ernährungsumstellung zurechtkommen und welche der konkreten Ratschläge aus dem ersten Gesprächsmodul Sie schon umsetzen konnten. Bei Problemen mit der Ernährungsumstellung erhalten Sie Tipps zur leichteren Umsetzung im Alltag. Zu dem Zweck gehen wir gemeinsam die Tage der Arbeitswoche und das Wochenende durch und prüfen, wie die Ernährungsumstellung am besten integriert werden kann.

Wie geht es mir beim Umsetzen der Ratschläge?

Gemeinsame Durchsicht der Ess- und Schmerzprotokolle

Auf Wunsch arbeiten wir auch die beim Erstgespräch mitgegebenen Protokolle durch, wo die Patienten festgehalten haben,

- wann es ihnen nicht gut ging,
- welche Beschwerden und welche Schmerzen sie hatten,
- was sie zu dieser Zeit machten, und
- was sie zu dieser Zeit aßen und tranken,
- wann es ihnen gut ging und keine Beschwerden bestanden.

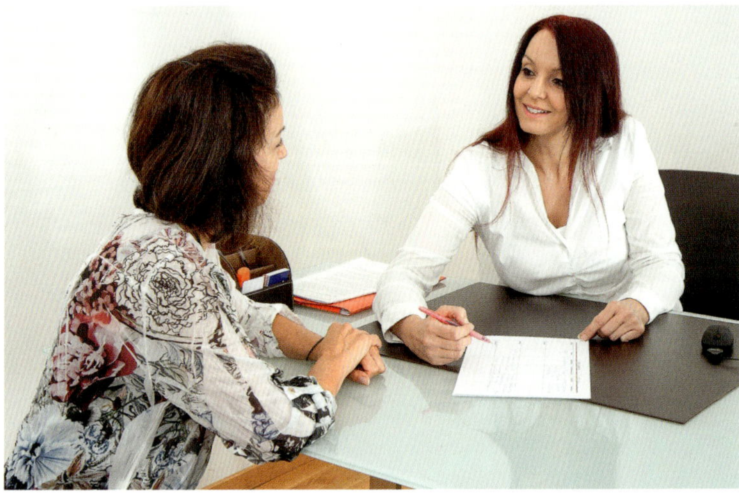

Beratung mit Ess- und Schmerzprotokoll

Auch andere Beschwerden als die typischen Refluxsymptome können dabei erfasst werden. Checkt man mit dem Patienten gemeinsam die Protokolle, treten öfter ungünstige Verhaltensmuster in der Ernährung, in der Atmung und in der Körperhaltung zutage. Manchmal stellt sich auch heraus, dass bestimmte Orte, Tätigkeiten, Personen oder wiederkehrende Gedanken in auffallendem zeitlichen Zusammenhang mit den Beschwerden standen. In diesem Fall überlegt man gemeinsam, welche seelisch belastenden Stressfaktoren die Refluxbeschwerden bestimmen und wie man etwas verändern könnte. Steht wegen starker Refluxsymptome eine Operation an, ist es wichtig, mit dem Patienten alle diesbezüglichen Ängste und Sorgen zu erläutern.

Lernen, Luftschlucken beim Atmen zu vermeiden

Auch falsche Atmung kann den Stress der Speiseröhre verstärken.

Im zweiten Gesprächsmodul werden auch erste Achtsamkeitsübungen vermittelt. Wir beginnen mit der Atmung. Eine falsche, da zu flache Atmung verstärkt die Refluxbeschwerden entweder durch Zwerchfellhochstand unmittelbar oder versetzt den Körper in den Stress-Modus, was den Stress der Speiseröhre verstärkt. Etliche Patienten schlucken bei falscher Atmung auch Luft und leiden dann unter Rülpsen, Blähungen und Völlegefühl. Man gewöhnt sich dann – bewusst oder unbewusst – an, den Bauch einzuziehen, um die Aufblähung zu kaschieren oder um Flatulenzen zurückzuhalten. Manche Patienten tragen auch trotz Engegefühls um die Leibesmitte viel zu eng anliegende Kleidungsstücke. All das drückt die Speisen nach dem Essen bzw. die geschluckte Luft nach oben in Richtung Speiseröhre und verstärkt die Beschwerden.

Diese Dinge mögen uns banal erscheinen, sind aber wichtig zur Abklärung und Therapie von Reflux. Man erhält dadurch Anregungen für einen achtsameren Umgang mit sich selbst und für empfehlenswerte Änderungen, die einem den Alltag erleichtern. Schließlich sollen ja Wohlbefinden und Lebensqualität zunehmen!

Wichtig ist: Schildern Sie im Gespräch mit dem Psychologen offen und ehrlich Ihre Verhaltensweisen im Alltag. Wir vergeben keine

Schulnoten. Da gibt es kein Gut, Schlecht, Richtig oder Falsch, da gibt es nur das, was die Beschwerden verstärkt oder lindert. Und auf Letzteres, also die Verbesserung der Lebensqualität, legen wir den Fokus der weiteren Empfehlungen zur Umsetzung.

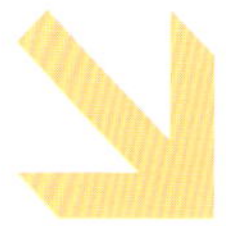

Einfach und wirksam: Check-Liste schafft Klarheit!

Und so können Sie sich Klarheit über Ihr augenblickliches Befinden verschaffen: Nehmen Sie ein leeres DIN-A4-Blatt Papier, in dessen Mitte Sie eine Linie von oben nach unten ziehen. Nun haben Sie eine linke und eine rechte Spalte. In die linke Spalte schreiben Sie, was Ihnen zuwider ist (z. B. Job-Situation, Aspekte der Partnerschaft etc.), in der rechten Spalte listen Sie all jene Dinge auf, die Sie für Ihr Leben haben wollen (Aspekte in Arbeitsplatz und Privatleben; Freizeitgestaltung, Work-Life-Balance). Dann trennen Sie die Seite entlang der Mittellinie. Den Teil mit den *Negativa*, also die linke Spalte, werfen Sie weg, die rechte Spalte mit den *Positiva* behalten Sie. Und nun kommt der wichtige Schritt: die Kooperation mit dem Psychologen. Ihr Therapeut wird Ihnen helfen, die Wunschliste umzusetzen. Fazit: Sie werden zufrieden sein, die Lebensqualität wird optimiert und Sie haben wieder Freude und Spaß im Leben.

Tiefe Bauchatmung

Die erste wichtige Achtsamkeitsübung stellt die richtige, sprich: tiefe Bauchatmung dar. Abgesehen von der Besserung der Refluxbeschwerden lernt man dabei, sich einfach, aber wirkungsvoll mit voller Aufmerksamkeit ganz auf das Hier und Jetzt zu besinnen. Atmen müssen wir ja sowieso immer und überall. Also warum nicht ab sofort auch richtig?

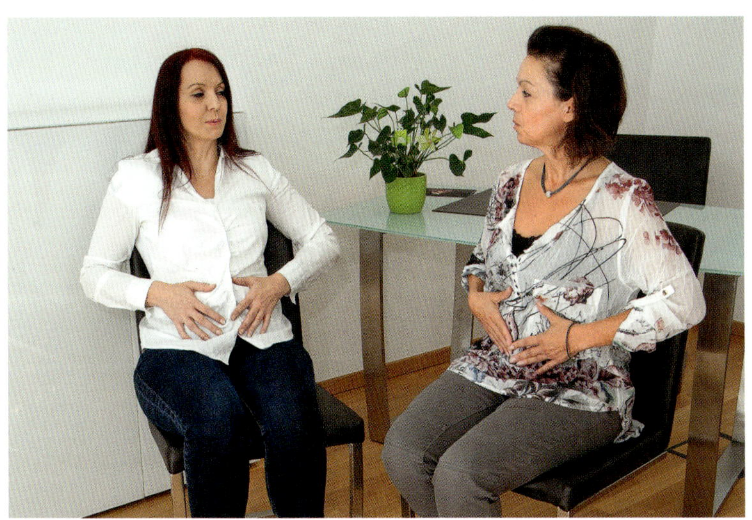

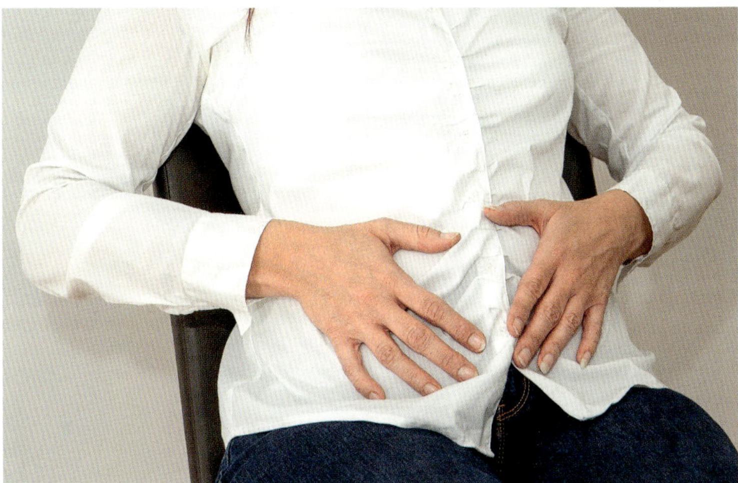

Tiefe Bauchatmung als Übung

Richtige, da tiefe Bauchatmung kann man übrigens überall üben: während eines Gesprächs (z. B. im Büro), im Auto oder Bus, während der Arbeit oder beim Fernsehen, im Sitzen, Stehen oder Liegen.

Im Gesprächsmodul 2 üben wir mit den Patienten gemeinsam richtiges Ein- und Ausatmen mit Bauchatmung, bis sie klappt. Auch die richtige Atmung beim Essen wird geübt, denn eine solche hilft auch, kleine Bissen zu nehmen und ordentlich zu kauen. Dabei erkennt man plötzlich, was einem längst nicht mehr aufgefallen ist: etwa das Nehmen zu großer Bissen, das ungenügende Einspeicheln der Nahrung, bedingt durch zu hastiges Schlucken.
Beobachten Sie sich dabei genau: Fühlen Sie sich nach dem Essen voll und aufgebläht? Bekommen Sie Sodbrennen, Aufstoßen oder Brustschmerzen mit/ohne Herzrasen, Atemnot? Spüren Sie ein Knödelgefühl oder Kratzen im Hals? Werden Sie bald müde? Haben Sie bald wieder Hunger? Vergessen Sie untertags oft aufs Trinken?

Drittes Modul: Feinschliff für Körper und Seele!

Wie gelingen Ernährungsumstellung, Achtsamkeitsübungen und Atemtechnik im Alltag?

Auch im dritten Gesprächsmodul berichten zunächst Sie, wie Sie die bisherigen Empfehlungen im Alltag umsetzen konnten. Etwa, wie gelingt die Kostumstellung? In der Regel haben Patienten zum Zeitpunkt des dritten Gesprächs die gelbe Phase der „Ampeldiät" fast oder zur Gänze abgeschlossen und verstehen, in Zukunft den konzentrierten Zucker so weit es geht wegzulassen. Konkret: Wenn man schon „sündigt" und konzentrierten Zucker zu sich nimmt, dann nur selten und nicht mehrere Tage hintereinander. Einem „Ausreißer" muss eine Phase der Ernährungsdisziplin folgen, sonst werden Magen und Speiseröhre wieder zu stark belastet.
Welche ungünstigen Verhaltensmuster bestehen noch im Alltag rund um die Refluxerkrankung? Gemeinsam mit dem Patienten klären wir ab, was noch verändert bzw. verbessert werden könnte.

Achtsamkeitsübungen und Entspannungstechniken: die Bedeutung des Augenblicks!

Wie funktioniert die Anwendung von Achtsamkeitsübungen und Atemtechnik im Alltag? Bei Bedarf erhält der Patient dafür weitere alltagstaugliche Tipps und lernt zusätzliche Achtsamkeitsübungen

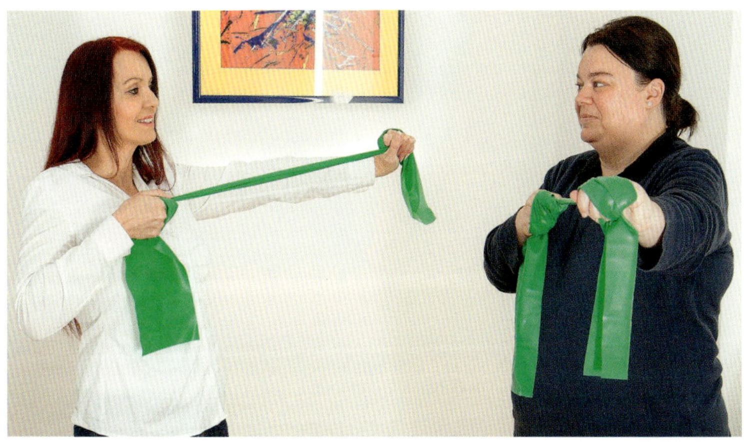

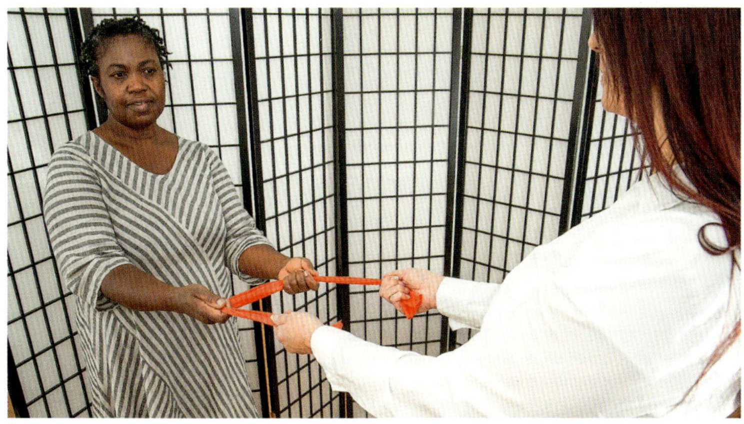

Übungen mit Therabändern

und Entspannungstechniken. Für alle Sinnesgebiete stehen eine Reihe einfacher Techniken zur Auswahl. Also fürs Sehen, Hören, Riechen, Schmecken und Spüren, aber auch für die Konzentration auf das, was gerade in unseren Gedanken und Gefühlen vor sich geht. Dabei konzentriert man sich auf eine bestimmte Aufgabe und beschreibt für sich selbst, was augenblicklich passiert. Dabei muss auf jegliche Bewertung verzichtet werden. Bewertungen wären etwa, ein „gutes" oder „schlechtes" Gefühl wahrzunehmen oder

Im dritten Behandlungsmodul gibt es wieder zahlreiche nützliche Tipps für den Alltag.

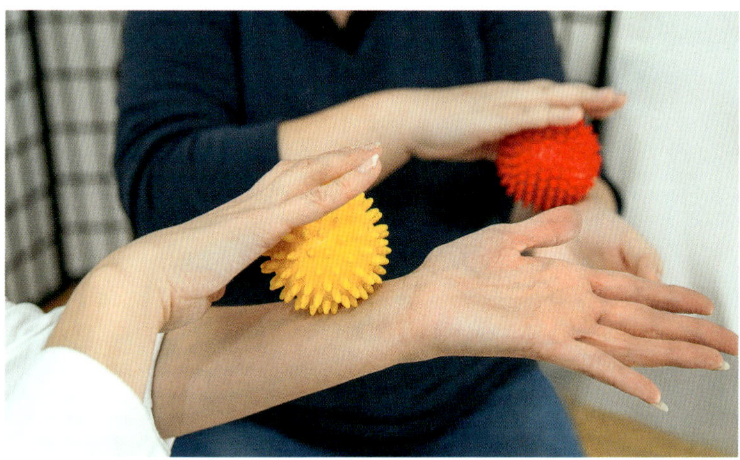

Übungen mit Plastikigeln

den Gedanken „Ich kann das nicht gut, ich kann mich nicht konzentrieren" zu verfolgen. Wir beginnen deswegen stets mit der Atmung, da die richtige tiefe Bauchatmung – im Gegensatz zur flachen Stressatmung – für Refluxpatienten eine entscheidende Rolle auf dem Weg zur Entspannung spielt.

Stress-lass-nach durch Muskelentspannung

Lässt sich gut in den Alltag integrieren: Progressive Muskelentspannung nach Jacobson

Eine einfache Entspannungstechnik, die hervorragend die Aufmerksamkeit im Hier und Jetzt schult, ist die bereits gut etablierte sogenannte *Progressive Muskelentspannung nach Jacobson*. Diese üben wir mit dem Patienten im Sitzen und bei offenen Augen. Man lernt dabei, einzelne Muskelgruppen anzuspannen, die Spannung in den jeweiligen Muskelgruppen zu halten und sensibel hinzuspüren, wo man genau die Spannung im Körper wie stark fühlt. Dabei ist es wichtig, immer weiter zu atmen und nicht die Luft anzuhalten, was, wie schon gesagt, gerade für Refluxpatienten sehr wichtig ist.

Im Zuge der Progressiven Muskelentspannung nach Jacobson arbeitet man sich von den Händen bis in die Zehenspitzen langsam und in abwechselndem Muster von Anspannung und Entspannung durch

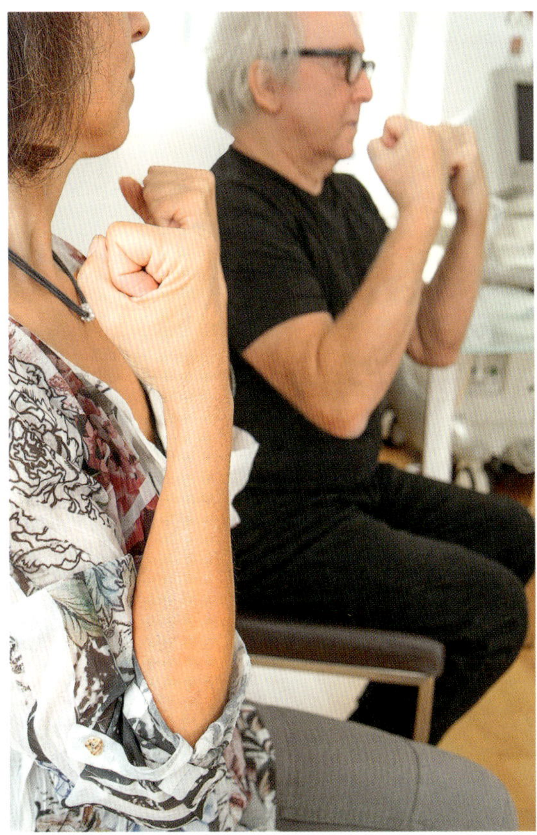

Progressive Muskelentspannung nach Jacobson

den Körper durch. Ziel dieser Übungen ist es, durch die körperliche Erleichterung im Moment des Loslassens der Muskelanspannung auch die psychische Anspannung zu lösen und eine tiefe Ruhe zu erlangen. Sie helfen vor allem bei unbewusster Stressbelastung, die zu körperlichen Verspannungen und Beschwerden wie Kreuzschmerzen, Nackenverspannungen oder Kopfschmerzen führt.

Die Progressive Muskelentspannung nach Jacobson umfasst 17 unterschiedliche Muskelgruppen und dauert im Standardfall rund 20–25 Minuten. Sie kann in ihrer Kurzform auch als ca. fünfminütiges Programm kompakt in den Alltag integriert werden.

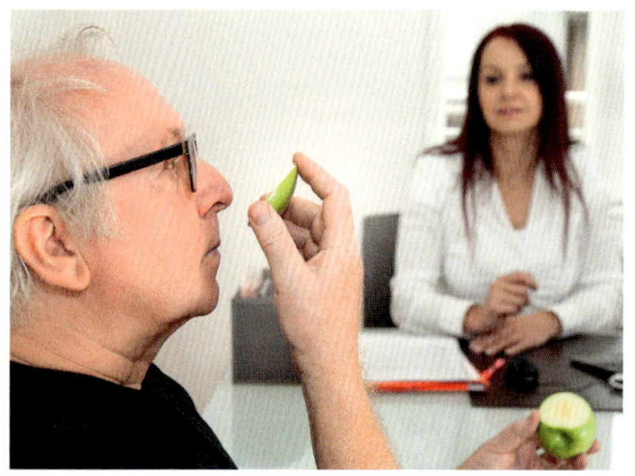

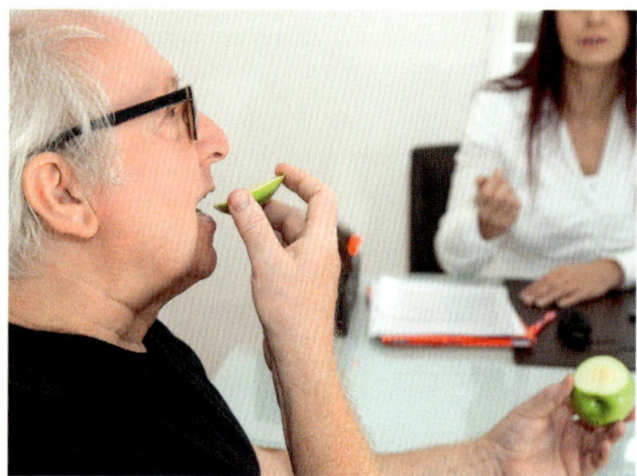

Achtsames Essen als Übung

Auch achtsames Essen und Trinken kann man (neu) erlernen.

Je nach Bedarf und Wunsch können nun weitere Achtsamkeitsübungen für den Alltag erlernt werden. Etwa jene, für einen bestimmten Zeitraum aufmerksam auf bestimmte Geräusche der Umgebung zu hören, bestimmte Dinge in der Umgebung zu betrachten und sich diese selbst zu beschreiben. Eine andere Übung vermittelt das bewusste und achtsame Essen und Trinken. Eine wiederum andere Übung zielt darauf ab, wieder bestimmte Empfindungen zu spüren. So konzentriert man sich etwa für einige Minuten ganz auf die Außengrenzen seines Körpers, spürt etwa, wo das Gesäß auf einem Sessel aufliegt, wo die Fußsohlen den Boden berühren, wo die Finger den Stoff der Armlehne streifen.
Zur Auswahl stehen eine Vielzahl von Übungen, und der Patient sucht sich aus, was ihn am meisten anspricht. Achtsames Essen und Trinken sollte bei Refluxbeschwerden aber immer geübt werden, und dazu zählt auch die richtige Atemtechnik beim Verzehr von Speisen und Getränken.

Viertes Modul: Es ist viel besser und soll so bleiben!

Zum Zeitpunkt des vierten Behandlungsmoduls hat man sich üblicherweise schon einige Wochen nach der grünen Phase der „Ampeldiät“ ernährt und hat Atem- bzw. Achtsamkeitsübungen und Entspannungstechniken in den Alltag integriert. Patienten mit fortgeschrittenem Refluxleiden haben sich zwischenzeitlich vielleicht einer Anti-Reflux-Operation unterzogen. Das Gespräch mit dem Behandlungsteam fokussiert nun auf die Frage, wie es der Speiseröhre des Patienten geht, und ob und zu welchen Anlässen er noch Beschwerden hat. Gemeinsam besprochen wird auch, wie der Patient mit Ausnahmeanforderungen wie Stresszeiten umgeht und in welchen Punkten noch Verbesserungsbedarf gegeben ist. Und macht vor allem eines: Man freut sich gemeinsam über bereits erreichte Ziele und über die verbesserte Lebensqualität!

Ziel des vierten Moduls: verbesserte Lebensqualität und Erkennen allfälliger, noch bestehender „Baustellen"

Besteht der Wunsch nach tiefergreifender psychologischer bzw. psychotherapeutischer Betreuung, ist nun nach erfolgter Stabilisierung der Refluxerkrankung ein guter Zeitpunkt dafür. Patienten, die stark unter einem sogenannten „Ausbleib", also einem Mangel an Zuwendung, Wertschätzung, Liebe oder Selbstbewusstsein leiden und sich helfen lassen möchten, steht dafür ein breites therapeutisches Spektrum zur Verfügung (siehe nachstehende Tabelle).

Arten von Ausbleib und Therapieansätze

Art des Ausbleibs	Therapie
Mangel an Zuwendung, Zärtlichkeit, Liebe	Gesprächstherapie, sich für Zuwendung öffnen
Mangel an Aufmerksamkeit, Würde, Respekt, Wertschätzung, Verantwortung	Mediation im privaten bzw. beruflichen Umfeld, Coaching
Mangel an Sicherheit, Selbstliebe, Ehrlichkeit	Selbstwertgefühl steigern, Achtsamkeitsübungen
Mangel an Selbstreflexion (Denken, Besinnung)	Pause vom Alltag machen, Meditation, Yoga etc.
Mangel an gesunder Lebensweise (Ernährung, Bewegung)	Bewusstsein für gesunde Ernährung, z. B. Ampeldiät
Mangel an Entspannung	Entspannungsübungen (z. B. nach Jacobson)
Mangel an Zuwendung durch Arzt und Therapeuten	ausführliches Gespräch mit dem Arzt, Therapeuten

Wie die im Buch angeführten Patientenbeispiele zeigen, kommen als Auslöser für den empfundenen Mangel zahlreiche Situationen in Beruf, Familie und Partnerschaft infrage. Zur Behandlung des jeweiligen „Ausbleibs" ist Zuwendung in der Therapie ein zentrales Element. Dies bedeutet jede Form von Aufmerksamkeit durch den betreuenden Arzt oder Therapeuten, durch entsprechenden Umgang im privaten bzw. beruflichen Umfeld. Neben psychologischer Therapie können auch Mediation oder Mental Coaching sehr hilfreich sein. Letzteres dient dem Erlernen vermehrter Aufmerksamkeit sich selbst gegenüber.

Der Patient entscheidet, ob er eine weitergehende, tiefergehende Therapie möchte.

Wofür immer sich der Refluxpatient entscheidet: Auch für die Zukunft bieten wir, wenn der Patient es wünscht, gerne eine kontinuierliche Betreuung und begleitende Vorsorge und Nachsorge, auch abseits medizinischer Kontrolluntersuchungen, an. Schließlich sollen Sie als Patient möglichst zeitnah wirklich sagen können: „Nie wieder Sodbrennen."

Anti-Reflux-Operationen

Wann ist ein operativer Eingriff angesagt?

Bevor wir die möglichen Eingriffe im Einzelnen beschreiben, wollen wir das Prinzip der chirurgischen Refluxtherapie erläutern:
Reflux entsteht, weil das Anti-Reflux-Ventil im Ausgang der Speiseröhre undicht geworden ist. Hinzu kommt, dass in 50 % der Fälle die Lücke im Zwerchfell, durch welche die Speiseröhre vom Brustraum in den Bauchraum zieht, etwas erweitert ist (Geometrie-Störung). Wie schon ausgeführt, rutscht der Magen nur bei jedem 10. Patienten durch diese Lücke in den Brustraum hinauf und bewirkt einen Zwerchfellbruch.
Das Prinzip der Operation ist es, das Anti-Reflux-Ventil zu stärken, damit es wieder abdichtet und den Speisefluss in die richtige Richtung ermöglicht. Damit wird verhindert, dass zu viel Magensäure zurück in Speiseröhre und Rachen fließt, diese entzündet und zu

Eine Operation gegen Reflux sollte überlegt werden, wenn:

- trotz medikamentöser Therapie, Lebensstiländerung und psychologischer Beratung keine ausreichende Beschwerdefreiheit erzielt werden kann;
- die Medikamente gegen die Refluxbeschwerden wegen Nebenwirkungen und Unverträglichkeit nicht genommen werden können;
- der Patient nicht jahrelang Medikamente einnehmen will;
- die Gastroskopie (+ Gewebeproben aus der Speiseröhre) einen Krebs der Speiseröhre ausgeschlossen hat;
- Druck und Refluxmessung den Reflux als Ursache für die Beschwerden nachgewiesen haben;
- keine Gegenanzeigen für eine Operation bestehen (Blut-/Herz-/Kreislauf-/Stoffwechsel-/Nerven-Erkrankung; Schwangerschaft)

immer wiederkehrenden Beschwerden führt. Weiters korrigiert die Operation etwaige Störungen der Geometrie im Ausgang der Speiseröhre, wie zum Beispiel eine vergrößerte Lücke im Zwerchfell oder einen Zwerchfellbruch.

Überblick über die Operationsmethoden

Sämtliche Eingriffe werden in Vollnarkose endoskopisch (also im Rahmen einer Gastroskopie) oder laparoskopisch (minimal invasiv durch Bauchspieglung) durchgeführt. Ziel ist immer, das Anti-Reflux-Ventil zu stärken und einen etwaigen Zwerchfellbruch weitgehend zu korrigieren.

Alle OP-Methoden gegen Zwerchfellbruch lassen sich heute „durchs Schlüsselloch" durchführen.

OP-Methoden über Mund und Rachen eignen sich nur für ein frühes Stadium der Refluxkrankheit.

Operationstechniken über Mund und Rachen

Die endoskopischen Techniken, bei denen man über Mund und Rachen zugeht, werden nur im Frühstadium, also ohne Zwerchfellbruch und bei Vorliegen einer Trompete vom Typ B, empfohlen. Bei der sogenannten Stretta-Methode wird über einen Ballon Radiofrequenz-Energie in die Wand des Ausgangs der Speiseröhre appliziert, was eine narbige Einengung erzeugt. Die Folge ist weniger übermäßiger Reflux ohne Schluckbeschwerden.

Im Fall der endoskopischen „Manschettenlegung" („Fundoplicatio via Gastroskop") führt der Chirurg mithilfe einer Art Nähmaschine eine Schleimhaut-Raffung im Ausgang der Speiseröhre durch, womit das Anti-Reflux-Ventil gestärkt wird. Vorteil: man hat keine Bauchnarben, wie nach laparoskopischer OP. Nachteil: diese Operationstechnik eignet sich nur für ein ganz frühes Krankheitsstadium.

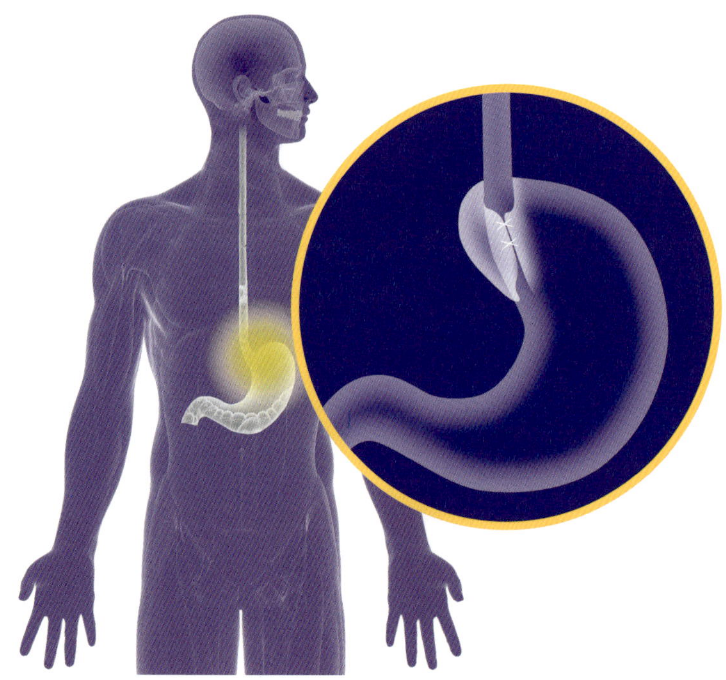

Fundus-Manschette nach Nissen (360-Grad-Umwickelung)

Sollten Stretta-Methode oder endoskopische Fundoplicatio keine zufriedenstellende Wirkung zeigen, kann jederzeit eine laparoskopische Fundoplicatio gemacht werden.

Die „Manschette" (Fundoplicatio)

Die Manschetten-OP („Fundoplicatio") ist der derzeit bewährteste Eingriff bei Reflux.

Die Fundoplicatio stellt den klassischen und bewährten Eingriff gegen übermäßigen Reflux dar. Ihr Name leitet sich vom sogenannten Fundus ab. Das ist jener Teil des Magens, der als Stauraum der Nahrung beim Essen dient. Sie wird heute in nahezu allen Fällen laparoskopisch, also über einige wenige und kleine Öffnungen der Bauchdecke, durchgeführt.

Im Rahmen des 30–40-minütigen Eingriffs wickelt der darauf spezialisierte Chirurg den Fundus des Magens wie eine Manschette um den Ausgang der Speiseröhre und stellt damit die ursprüngli-

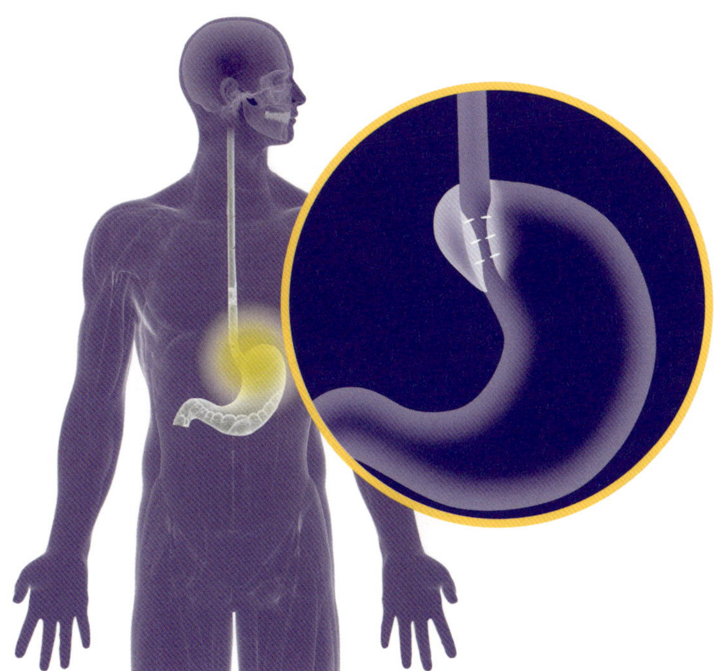

Fundus-Manschette nach Toupet (270-Grad-Umwickelung)

che Anatomie von Zwerchfell und Ausgang der Speiseröhre sowie die Funktion des Anti-Reflux-Ventils wieder her. Die Einwickelung in Form einer Manschette kann dabei komplett, also um 360 Grad (Fundoplicatio nach Nissen), zu drei Viertel, also um ca. 270 Grad (Fundoplicatio nach Toupet), oder nur vorne (Fundoplicatio nach Dor) erfolgen.

Die Fundoplicatio wird bei einer Speisenröhren-Trompete Typ B und C durchgeführt.

Der LINX-Ring

Eine noch relativ neue, vielversprechende und den Patienten wenig belastende Operationsmethode stellt das Legen des LINX-Rings dar. Im Rahmen des nur 15–20-minütigen laparoskopischen Eingriffs wird eine aus magnetisierten Titanperlen bestehende klei-

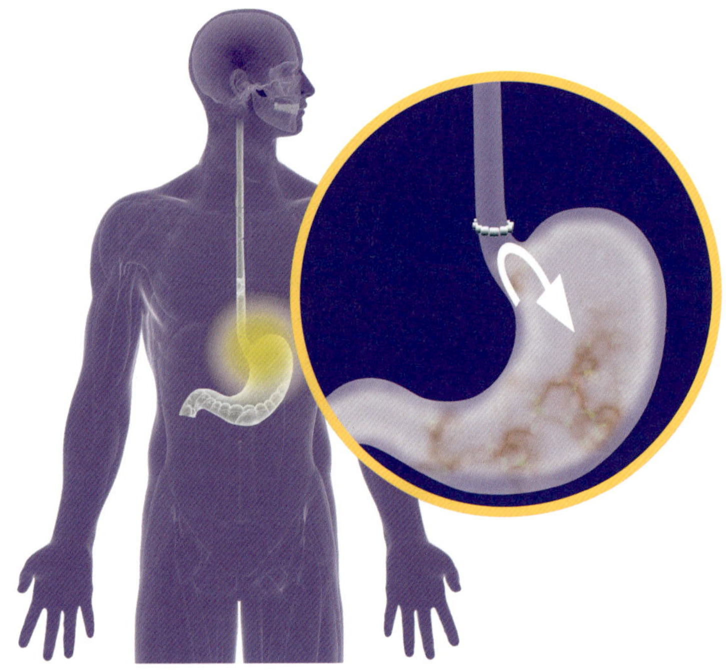

Der LINX-Ring wird exakt an die Anatomie der Speiseröhre angepasst.

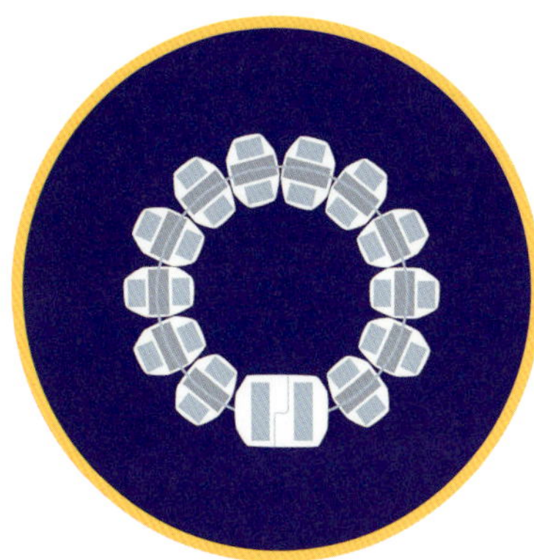

LINX-Ring

ne Kette um den Ausgang der Speiseröhre, also um die „Trompete" gelegt. Dadurch schließt sich diese und lässt keinen Rückfluss von Nahrung in die Speiseröhre mehr zu. Beim Essen schiebt der Schluckvorgang die Perlen auseinander, sodass die Nahrung in den Magen gelangt. Danach ziehen sich die Magnetperlen wieder zusammen.

Voraussetzungen, unter denen das Einbringen eines LINX-Rings möglich ist

Dieser Eingriff sollte bei Ihnen nur gemacht werden, wenn die Druck- und Transport-Messung eine normale Schluckfunktion zeigt. Ansonsten kann die LINX-OP bei einer Speiseröhren-Trompete vom Typ B und C sowie vor oder nach Entfernung (Behandlung) eines Barrett-Ösophagus durchgeführt werden. Die neue LINX-Ring-Generation erlaubt eine Magnetresonanztomographie-Untersuchung (MRT); das war bei der ersten Generation vom LINX-Ring nicht möglich.

Der EndoStim-Schrittmacher

Bei der ebenfalls neuen und als schonend geltenden Schrittmacher-Operation (EndoStim-Methode) bringt man im Rahmen einer Bauchspiegelung zwei Elektroden in den Ausgang der Speiseröhre ein und verbindet sie mit dem EndoStim-Stimulationsgerät, das unter der Haut im Oberbauch eingelegt wird. Durch elektrische

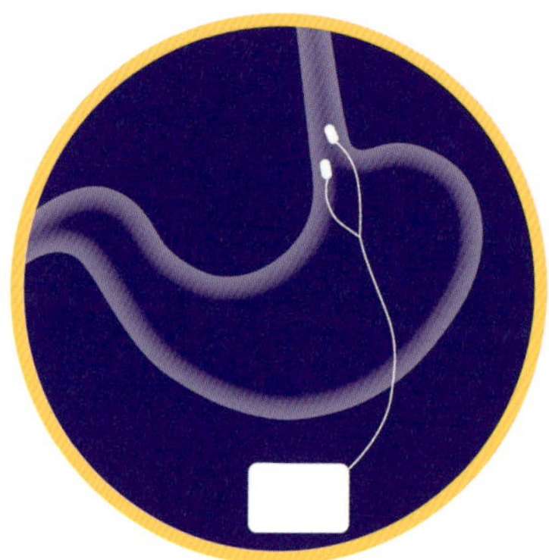

EndoStim-Schrittmacher

Auch die neue Schrittmacher-OP (EndoStim-Methode) ist nicht für jeden Patienten geeignet.

Impulse wird das Anti-Reflux-Ventil gestärkt. Auch für diese OP gilt: Sie soll nur bei einer „Trompete" vom Typ B (= Frühstadium) und bei nicht krankhaft veränderter Speiseröhrenschleimhaut gemacht werden. Trägt man einen anderen Schrittmacher, etwa einen Herzschrittmacher, darf diese Technik nicht angewendet werden.

Wegen Insolvenz des Unternehmens ist Endostim derzeit nicht verfügbar, die Betreuung der implantierten Schrittmacher ist aber gewährleistet.

Reflux-Stopp-Operation

Bei dieser neuen, ca. 30–45 Minuten dauernden Anti-Reflux-Operation wird ein Silikonball (Durchmesser 2 cm) links seitlich, außerhalb der Einmündung der Speiseröhre in den Magen angelegt und dann mit einem Teil des Magens, dem Fundus gedeckt. Damit wird die Speiseröhre linksseitig teilweise eingeengt und der Ball kann nicht verrutschen. Der Ausgang der Speiseröhre wird unterhalb des Zwerchfells in idealer Position fixiert.

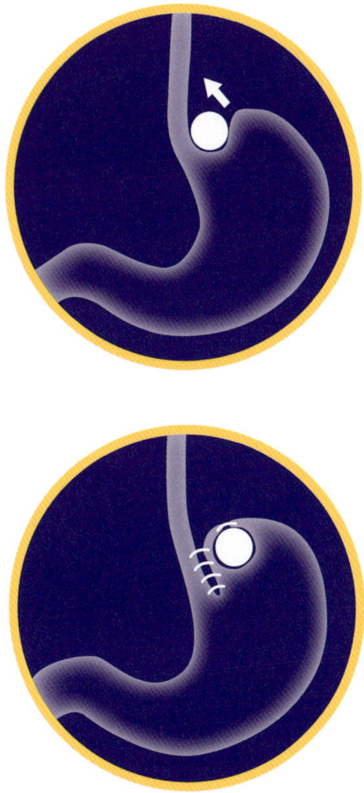

Reflux-Stopp-Operation

Nach der Reflux-Stopp-Operation ist der Ausgang der Speiseröhre teilweise verschlossen, sodass der Reflux gebannt, aber die Schluckfunktion nicht beeinträchtigt ist. Deshalb wird diese Operation vor allem jenen empfohlen, bei denen Reflux sowie eine ausgeprägte Schluckstörung vorliegen. Wie bei den anderen Anti-Reflux-Operationen wird auch bei dieser mittels Bauchspiegelung durchgeführten Technik vor Einbringung des Balls der Zwerchfellbruch behoben, also die Lücke im Zwerchfell auf ein normales Maß verkleinert.

Erste 2–3-Jahresergebnisse sind vielversprechend und vergleichbar mit der Fundoplikatio, aber eben ohne Schluckstörungen und Blähungen. Wichtig ist, dass dieser Eingriff nur von erfahrenen Ärzten durchgeführt wird, die über eine langjährige Expertise im chirurgischen Management von Reflux und Sodbrennen verfügen.

Zufriedenheit nach Anti-Reflux-Operation
Bei richtiger Auswahl und Indikation der OP-Methode liegt die Patientenzufriedenheit bei allen Eingriffstechniken zwischen 80–90 %. Wichtig ist, dass Diagnose und Therapie in dafür spezialisierten Zentren erfolgen, die über langjährige Erfahrung verfügen. Weiters sollten betroffene Patienten vor und nach dem Eingriff auch einen kompetenten Ansprechpartner für begleitende Ernährungs-, Lebensstil- und psychologische Beratung sowie für die regelmäßige Nachsorge (z. B. Gastroskopie) haben.
Liegt eine vergrößerte Lücke im Zwerchfell vor (Zwerchfellbruch), wird diese bei allen Techniken mit einigen Nähten auf ein normales Maß verkleinert und damit die normale Geometrie wiederhergestellt. Bei großem Zwerchfellbruch (> 7 cm) wird bei Bedarf ein Netz zur Verstärkung der Verankerung der Zwerchfellmuskulatur eingebracht.

Vorbeugende Eingriffe bei vorhandenen Krebsvorstufen

Liefern die bei der Speiseröhrenspiegelung entnommenen Gewebeproben den Beweis für eine krankhaft veränderte Schleimhaut (Barrett-Schleimhaut), bedeutet das, dass in Ihrer Speiseröhre bereits eine Krebsvorstufe lauert. Das Krebsrisiko entspricht dem eines Darmpolypen, der als Vorstufe zum Darmkrebs gilt: Bei einem von zehn Patienten entwickelt sich daraus binnen 20 Jahren ein bösartiger Tumor.

Wie ein Darmpolyp sollte auch die Refluxschleimhaut vorsorglich entfernt werden.

Beweist die Untersuchung der Gewebeproben das Vorhandensein einer Barrett-Schleimhaut, ist – ebenso wie beim Polypen im Darm – deren Entfernung zu empfehlen. Das geschieht mit der sogenannten Radiofrequenz-Ablation. Bei diesem rund 10-minütigen Eingriff wird in Kurzzeitnarkose die Barrett-Schleimhaut mittels Radiofrequenzenergie in Form eingebrachter Elektroden verschorft.

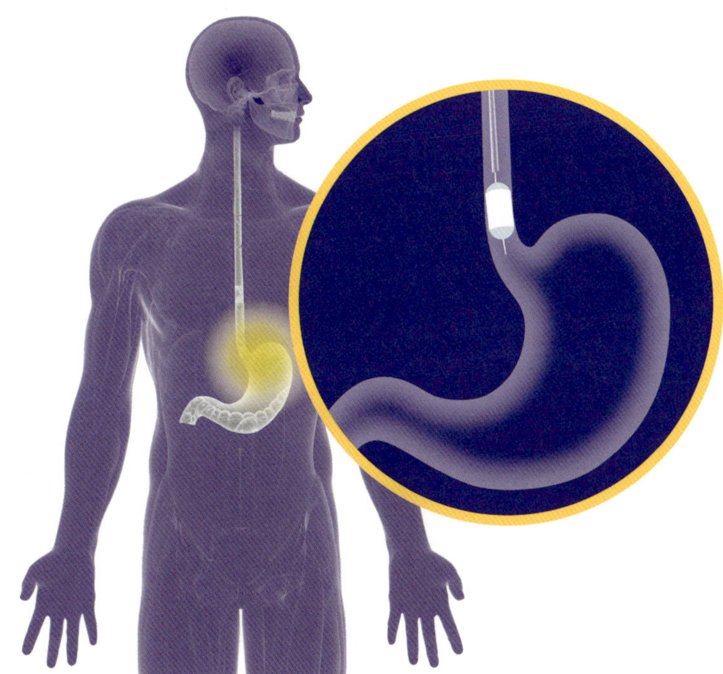

Radiofrequenz-Ablation – Halo-Sonde in der Speiseröhre

Bei zwei von drei Patienten ist die Krebsvorstufe nach nur einer Behandlung entfernt. Bei jedem Dritten sind zur gänzlichen Entfernung zwei bis drei weitere Behandlungen erforderlich.

Eine noch ziemlich neue Technik ist die Tiefkühl-Ablation (Cryo-Ablation). Bei der rund 10-minütigen Behandlung wird im Rahmen einer Speiseröhrenspiegelung unter Kurzzeitnarkose ein Ballonkatheter in die Speiseröhre eingebracht, der für die Dauer weniger Sekunden flüssigen Stickstoff auf das erkrankte Schleimhautareal aufsprüht. Damit entsteht ein 85 °Celsius kaltes Eisfeld, das die Barrett-Schleimhaut absterben lässt.

Die Cryo-Ablation ist derzeit noch nicht so gut erforscht wie die Radiofrequenz-Ablation.

Die Cryo-Ablation stellt zwar eine vielversprechende, aber noch ziemlich neue und studienmäßig noch nicht so gut erforschte Methode dar. Über allfällige Vor- und Nachteile im Vergleich zur Radiofrequenz-Ablation lassen sich daher derzeit noch keine verbindlichen Aussagen machen.

Sind Sie für eine Anti-Reflux-Operation vorgesehen und haben gleichzeitig eine krankhaft veränderte Speiseröhren-Schleimhaut (Barrett-Ösophagus), gilt folgende Empfehlung: Liegt eine schwere Gewebeveränderung mit sehr hohem Krebsrisiko vor (Dysplasie), sollte diese umgehend entfernt werden, danach kümmert man sich um die Ursache, also den Reflux (Anti-Reflux-Operation).

Liegt Barrett-Gewebe ohne Dysplasie vor, hat man Zeit sich zuerst um die Ursache, also den Reflux, zu kümmern. In dem Fall empfehlen wir, zuerst die Anti-Reflux-Operation machen zu lassen (LINX-Ring, Fundoplicatio) und nach 3–4 Monaten das Barrett-Gewebe mittels Radiofrequenz-Ablation zu entfernen.

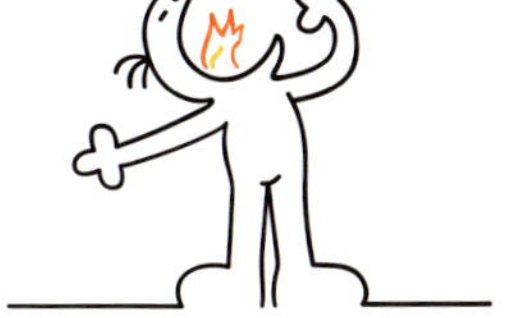

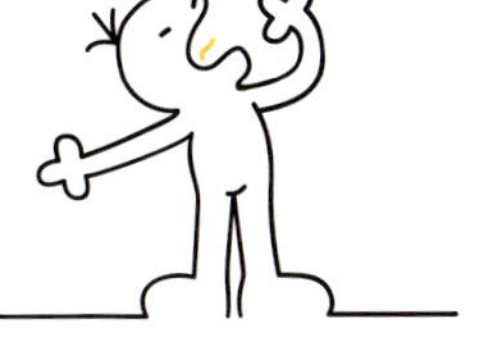

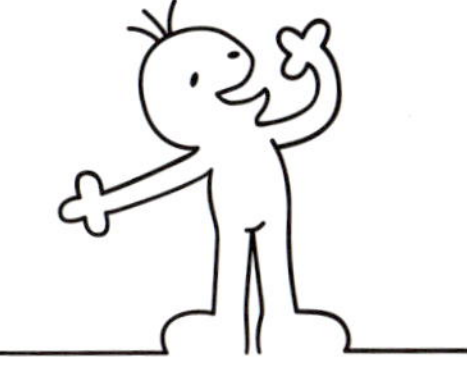

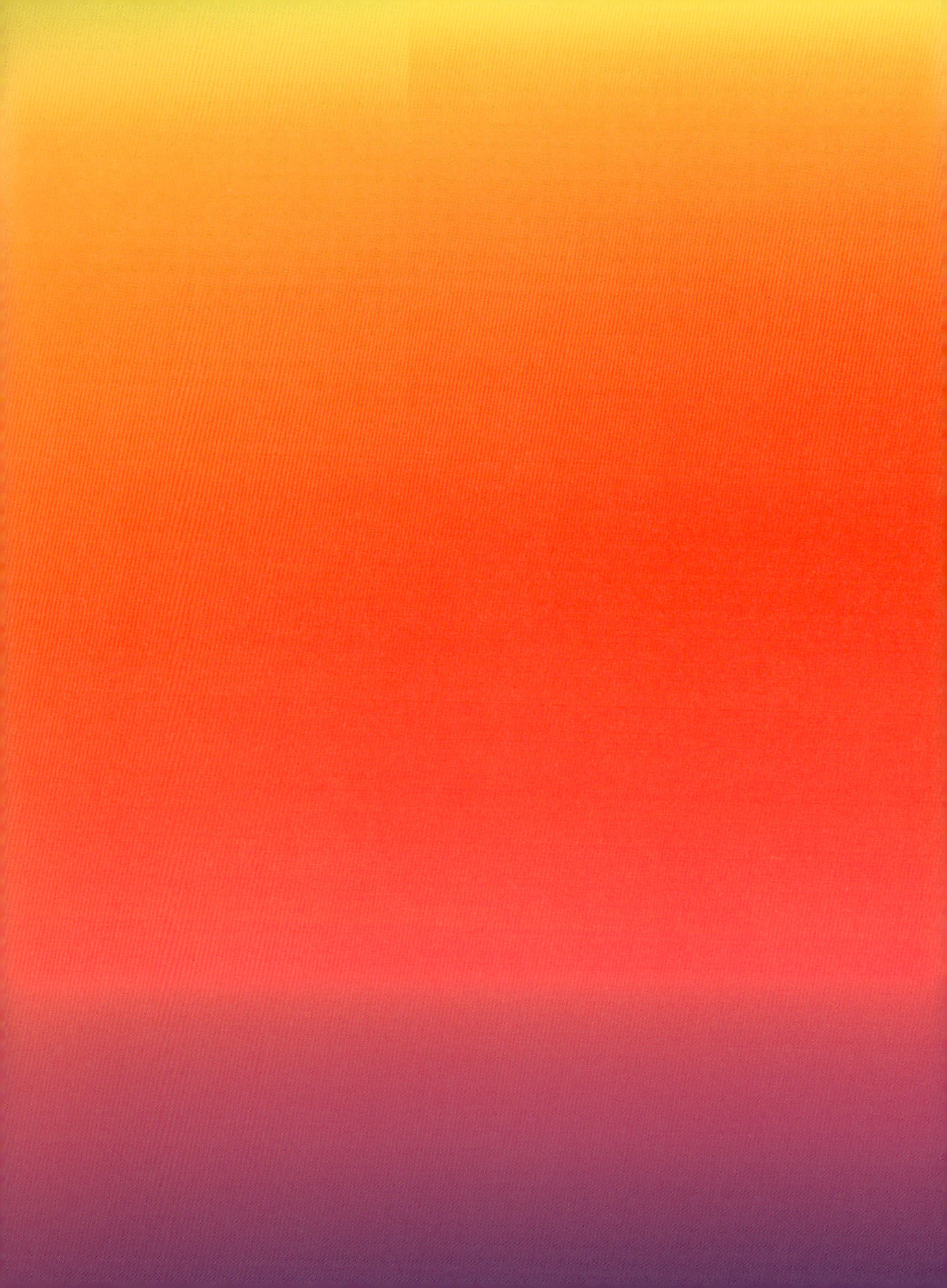

5 Mitten im Leben: Patientenbeispiele, die berühren

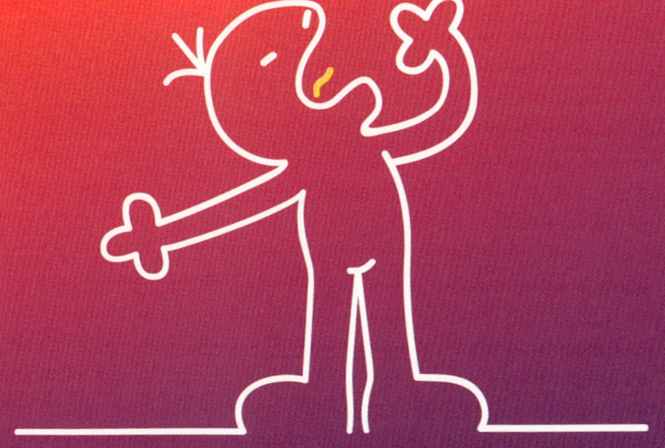

Nachstehende Patientenbeispiele zeigen auf, wie wichtig es für den Behandlungserfolg ist, nicht nur die Symptome der Refluxkrankheit zu therapieren, sondern auch deren mögliche seelische Ursachen oder Verstärker zu ergründen. Denn selbst größte Disziplin bei der Ernährungsumstellung und auch medikamentöse und chirurgische Therapien werden letztlich nicht den vollen Erfolg bringen können, wenn grundlegende seelische Probleme bzw. übermäßige Stressbelastung unbehandelt bleiben.
Bei den selbstverständlich anonymisierten Fällen handelt es sich um authentische Schicksale jüngerer und älterer Patienten, Männer und Frauen, Stadt- und Landbewohner, die alle eines gemeinsam haben: Nicht nur die Ernährungsgewohnheiten, sondern primär auch das Lebensschicksal hat schmerzhafte Spuren in der Speiseröhre hinterlassen. Magen und Speiseröhre sind zum Ventil für den Mangel an Aufmerksamkeit, Liebe, Wertschätzung oder Zuwendung geworden.

Lesen Sie nun im Folgenden, wie ihnen geholfen werden konnte.

PATIENTENBEISPIEL I
Die Frau, die jetzt – endlich – wieder mehr auf sich schaut

Bettina F., 50 Jahre alt, Bankangestellte und glücklich verheiratete Mutter zweier Kinder, leidet seit fünf Jahren unter Magenschmerzen, Übelkeit und Halsbrennen. Dazu kommt ein Knödelgefühl im Hals, das sich nicht wegschlucken lässt. Eine Therapie mit einem PPI-Magensäurehemmer half nur teilweise, da dieses Medikament ihr Völlegefühl, Blähungen und Bauchschmerzen verursachte.

Gastroskopie und Untersuchung der Gewebeproben ergaben eine Speiseröhren EndoStim vom Typ B mit Refluxschleimhaut ohne Krebsrisiko. Druck-, Transport- und Refluxmessung der Speiseröhre zeigten normale Befunde. Als erste Empfehlung wurden die Magensäureblocker abgesetzt, und Frau F. begann mit der Anti-Reflux-Diät, ernährte sich also vorübergehend ohne konzentrierten Zucker, wodurch es auch zu einem vollständigen Verschwinden der Beschwerden kam. Sobald sie aber wieder anfing, erlaubte Lebensmittel der gelben Phase der Ampeldiät (also etwa Brot und Käse) zu essen, traten Halsbrennen und Knödelgefühl wieder auf, nicht aber Magenschmerzen und Übelkeit.

Irgendwann wurde ihr die Pflege zu viel

Bei der empfohlenen Gesprächstherapie mit der Psychologin berichtete Bettina F., dass sie die letzten 10 Jahre ihre Eltern und die Eltern ihres Mannes pflegen musste. Machte ihr dies anfangs kaum Probleme, so wurde es ihr mit der Zeit zunehmend zu viel, und vor fünf Jahren begannen die Refluxbeschwerden. Bettina F.: „Ich wollte das Ganze einfach nicht mehr schlucken. Immer, wenn ich zu den Eltern ging, hatte ich starke Magenschmerzen, Übelkeit und das Knödelgefühl."

Helfen lassen wollte sie sich aber auch nicht, weil sie es als ihre Verpflichtung sah, Eltern und Schwiegereltern zu pflegen. Empfundener Dank, Zuwendung und Anteilnahme an ihrem eigenen Leben standen in einem krassen Missverhältnis zu ihrem eigenen Engagement für die anderen. Die Folgen: Speiseröhre und Magen wurden zum Ventil für den Mangel an Aufmerksamkeit und Zuwendung. Durch die ständige Betreuung am Rande der Belastbarkeit angelangt, hatte sie einige Zeit auch Antidepressiva genommen, um durchzuhalten. Denn nein sagen und die Pflege zu delegieren, kam für sie nicht infrage.

Schuldgefühle und Verlassensängste

In der Psychotherapie stellte sich heraus, dass Frau Fs. Eltern sich stets liebevoll und aufopfernd um sie gekümmert und sehr viel gearbeitet hatten, um ihr ein sorgenfreies Leben zu bieten. Sie war ihnen daher sehr dankbar und empfand bei dem Gedanken, professionelle Pflege für die Eltern zu organisieren, starke Schuldgefühle.

In der Therapie stellte sich heraus, dass tief verwurzelte Verlassensängste aufgearbeitet werden mussten. Frau F. lernte, auf sich selbst zu schauen, also sich abzugrenzen, Termine nach eigenen Bedürfnissen einzuteilen, auch mal nein zu sagen und klar zu machen, was sie wirklich möchte. Sie geht nun öfter mit ihrem Gatten fein essen, besucht Theatervorführungen und Museen und unternahm mit ihm eine tolle Reise nach Kuba, wovon sie schon die längste Zeit geträumt hatte.

Auch Delegieren hat sie gelernt: Ihr Mann hat einen Teil der Hausarbeit übernommen, und einmal pro Woche kommt eine Raumpflegerin ins Haus.

Frau F. hat sich – mühsam, aber doch – durchringen können, andere in ihren Erwartungen ihr gegenüber auch mal zu „enttäuschen". Und – sie hat gelernt, auf ihren Körper zu hören.

PATIENTENBEISPIEL 2
Der Junge, der seine Angst vor dem Vater verlernte

Der 17-jährige Stefan M. leidet seit zwei Jahren unter starkem Aufstoßen von Luft, weiters an Magenschmerzen, Völlegefühl und Blähungen. Eine Therapie mit einem Magensäureblocker (PPI) hat ihm nur teilweise geholfen.

Die Spiegelung von Magen und Speiseröhre zeigte bereits eine Trompete vom Typ C (= fortgeschrittenes Stadium) mit einer Refluxschleimhaut ohne Krebsrisiko. Die Druck-, Transport- und Refluxmessung brachte eine gestörte Transportfunktion und das Fehlen eines Anti-Reflux-Ventils zutage. Die Refluxmessung ergab zudem, dass Stefan M. unentwegt Luft schluckte (ca. 200 x + pro 24 Stunden). Zusätzlich wurden eine erhöhte Säureexposition und Refluxaktivität (über 120 Refluxepisoden, normal wären weniger als 73) festgestellt. Aufgrund dieser Diagnose, speziell dem fortgeschrittenen Stadium der Refluxkrankheit, riet man ihm schließlich zu einer Anti-Reflux-OP. Da aber die Ursache das Luftschlucken war, galt es als erstes, dieses zu behandeln, da sonst ein operativer Eingriff wenig zielführend ist. Es bestand der Verdacht, dass dieses vermehrte Luftschlucken auf nicht verarbeitete Erlebnisse zurückzuführen ist. Bei der Gesprächstherapie mit unserer Psychologin bestätigte sich dies, und es ergab sich folgender Hintergrund:

Die väterliche Erwartungshaltung

Stefan M. wurde von seinen Eltern, vor allem dem Vater, seit zwei Jahren unter enorm großen schulischen Erfolgsdruck gesetzt. Er musste sich schließlich Luft machen, um daran nicht kaputt zu gehen. In der Psychotherapie stellte sich heraus, dass Stefan offenbar große Ängste davor hatte, sein Vater, selbst erfolgreicher Unternehmer, würde ihn bei mangelndem Schulerfolg verachten. Schließlich hatte dieser es sich zum klaren Ziel gesetzt, sein Sohn solle es „einmal besser haben". Deshalb ermöglichte er seinem Sohn eine höhere Schule und erwartete, dass dieser nun bald studieren würde. Am besten Betriebswirtschaft, um später ins väterliche Unternehmen einsteigen zu können.

Stefan war anfangs von dieser Idee sogar angetan. Je älter er allerdings wurde, umso weniger dachte er daran, in die Fußstapfen seines Vaters zu treten. Schließlich war dieser fast nie zu Hause, und wenn, dann mussten alle leise sein, um den Vater nicht bei der Arbeit zu stören. Wollte er selbst so ein Leben führen? Stefan konnte sich zu Beginn der Therapie nicht vorstellen, dem Vater gegenüber seine Bedenken zu äußern, da dieser fürchterlich enttäuscht wäre. Seiner Mutter konnte er sich auch nicht anvertrauen, denn sie hätte sich nur Sorgen gemacht und ihn beschwichtigt.

Was will man denn selbst vom Leben?

Stefan lernte schließlich in der Therapie, neben einem achtsameren Umgang mit dem Körper auch seine Seele nicht zu vernachlässigen. Er lernte, seinen Schuldgefühlen und Ängsten gegenüber seinem Vater standzuhalten. Es wurde ihm zunehmend bewusst und wichtig, was er selbst für sein Leben erreichen wollte und was, abseits von Erfolg und Anerkennung, für ihn im Leben noch wesentlich ist. Er verbringt heute mehr Zeit mit Freunden und hat auch generell mehr Spaß am Leben. Auch mit dem Vater teilt er nun mehr Freizeit, ohne das Hauptthema Schule ständig bemühen zu müssen. Er weiß zwar noch nicht, was die Zukunft beruflich bringen wird, besitzt aber die Gelassenheit, die Zukunft „loszulassen" und das „Jetzt" zu genießen.

Im Zuge der Therapie verschwand auch das extrem häufige Luftschlucken, weshalb die Anti-Reflux-OP (Fundoplicatio) erfolgreich durchgeführt werden konnte. Seither ist Stefan frei von Refluxbeschwerden, braucht keine Magensäureblocker (PPI) mehr, nimmt aber weiterhin Gespräche bei der Psychologin in Anspruch.

Dieses Beispiel zeigt, wie wichtig es ist, psychologische Auslöser von Refluxbeschwerden zu erkennen und erfolgreich zu behandeln, bevor eine chirurgische Therapie erfolgt.

PATIENTENBEISPIEL 3
Der Manager, der seinen Vorgesetzten nicht mehr fürchtet

Der 55-jährige Markus H., glücklich verheirateter Vater zweier Kinder, arbeitet im gehobenen Management einer Versicherung. Seit vier Jahren leidet er unter Knödelgefühl im Hals, Husten, Räuspern und Druck in der Magengegend. Die Spiegelung der Speiseröhre zeigte eine Trompete vom Typ B ohne Krebsrisiko. Druck-, Transport- und Refluxmessung bestätigten eine normale Funktion der Speiseröhre. Bei konsequenter Einhaltung der Ampeldiät war Markus H. weitgehend beschwerdefrei, auch die toleranteren Phasen der Ernährungsumstellung (gelbe und grüne Ampelphase) wurden gut vertragen.

Allerdings gab es zwischendurch doch immer wieder Phasen von Beschwerden. Bereits im ärztlichen Gespräch kamen die Probleme am Arbeitsplatz zur Sprache: Immer wieder gab es Unstimmigkeiten mit dem Vorgesetzten, was in der Folge die eingangs erwähnten Beschwerden auslöste. Markus H.: „Ich will und kann nicht mehr alles hinunterschlucken. Warum muss immer ICH nachgeben, nur weil er mein Vorgesetzter ist?“

Starker Mangel an Wertschätzung

In der Gesprächstherapie zeigten sich starke Aggressionen gegenüber dem Vorgesetzten, hinter denen eine massive Kränkung steckte. Herr H. fühlte sich von seinem Chef nicht ernst genommen. Mit anderem Worten: Er litt unter einem starken Ausbleib an

Wertschätzung. Und da war die Angst, dem Vorgesetzten zu widersprechen. Er fürchtete, dass es ihm ebenso ergehen würde wie zuvor einigen anderen Kollegen: Diskreditiert und so lange mit überfordernden Aufgaben zugedeckt zu werden, bis er aufgibt. Und welche Alternativen hatte er schon in seinem Alter?

Nach Atem- und Entspannungstraining sowie verhaltenstherapeutischen Techniken im Umgang mit negativen Gedanken und Gefühlen – parallel zur Ernährungsumstellung – ging es Herrn H. deutlich besser. Sein Allgemeinzustand war entspannter und er schlief wieder gut. In der Therapie wurde nun daran gearbeitet, wie Herr H. mit seinem Vorgesetzten künftig besser umgehen könnte. Mehrere typische Gesprächsszenarien zwischen ihm und dem Chef wurden in Rollengesprächen geübt, wobei Herr H. durchaus schauspielerisches Talent und Humor zeigte. Es machte ihm offenbar Spaß, in die Rolle des Chefs zu schlüpfen und die Therapeutin als sein Alter Ego herunterzuputzen. „Ich gebe zu, es macht Spaß, einmal der Mächtige zu sein. Und eigentlich ist mein Chef ja bemitleidenswert: Er kann nicht delegieren, muss ständig kontrollieren und verbessern, was andere machen."

So geschickt wertete er seinen Chef auf

Markus H. setze diese Überlegungen Schritt für Schritt in der Realität um. Er schmollte nicht mehr vor sich hin, sondern ging erstmals von sich aus auf den Chef zu, bat ihn, sich gemeinsam Lösungsansätze von Markus H. anzusehen und seine Meinung zu äußern. Offenbar mit Erfolg: Denn der Chef fühlte sich aufgewertet, freute sich darüber und diskutierte ab nun mit ihm auf Augenhöhe, ohne ihn verbal zu attackieren. Er suchte sich allerdings ab sofort ein anderes Opfer für seine Attacken ... Wir hoffen, dass das „Opfer" rechtzeitig entsprechende medizinische Hilfe bekommt, sobald sich Zeichen für Ausbleib zeigen!

Markus H. hat daraus gelernt, Kritik auszuhalten und nicht alles persönlich zu nehmen. Er führt die Gesprächstherapie sowie die gelbe Phase der Ampeldiät weiter und ist praktisch beschwerdefrei. Dadurch gestärkt, überlegt er sogar, sich beruflich zu verändern.

PATIENTENBEISPIEL 4
Der Senior, der den Pensionsschock überwinden konnte

Der 67-jährige Georg P., Vater zweier erwachsener Kinder und seit zwei Jahren in Pension, leidet seither unter Magenschmerzen, Husten, Heiserkeit und Halsschmerzen. Eine Therapie mit Magensäureblockern hat zwar die Magenschmerzen gelindert, nicht aber Husten, Heiserkeit und Halsschmerzen.

Die Gastroskopie zeigte eine Trompete Typ B und eine Refluxschleimhaut ohne Krebsrisiko. Druck-, Transport- und Refluxmessung ergaben einen normalen Befund. Befolgte er die rote Phase der Ampeldiät, hatte Georg P. keine Beschwerden mehr. Stieg er auf die gelockerte, gelbe Phase (zusätzlich Brot und Käse) um, tauchten hin und wieder die alten Beschwerden auf. Auch zeigte er im Arztgespräch zunehmend Anzeichen eines Ausbleibs.

Bei der empfohlenen Gesprächstherapie wurde rasch klar: Es gab offenbar einen Zusammenhang zwischen Pension und Beschwerden. Georg P. hatte vor seiner Pension in leitender Funktion in einem Großhandelsbetrieb gearbeitet. Nun ging ihm die Arbeit ab, er fühlte sich nicht mehr gebraucht, es fehlte ihm an Wertschätzung, was zu sozialer und emotionaler Einsamkeit führte. Er zog sich zurück und nahm kaum noch an gesellschaftlichen Aktivitäten teil. Auch seine Gattin konnte ihn nicht motivieren.

Wenn Scheintätigkeiten auf Trab halten

In der psychologischen Diagnostik zeigte sich, dass Herr P. bis auf die bereits geschilderten Beschwerden keine anderen körperlichen Missempfindungen hatte. Dennoch fühlte er sich nicht gesund und konnte sich kaum aufraffen, etwas zu tun.

Herr P. bekam die Empfehlung, eine Woche lang mitzuschreiben, was er den Tag über macht, und auch, wie es ihm von den Beschwerden her geht. In der gemeinsamen Analyse seines Wochenprotokolls zeigte sich, dass Herr P. ständig in Haus und Garten herumwerkt, ohne aber eine bestimmte Aufgabe zu erledigen. Er gönnt sich kaum Ruhe, fängt zahlreiche Dinge an und beginnt wieder etwas Neues. Vor allem am frühen Nachmittag klagt er über Magenschmerzen, Husten, Heiserkeit und Halsschmerzen. Dass seine Frau gerne mit ihm verreisen würde, er sich aber dafür nicht wohl genug fühle, sorgt bei dem Ehepaar immer häufiger für Diskussionen, die ihn zusätzlich belasten. Er gesteht auch ein, dass er im Gedanken noch immer seiner früheren Arbeit nachhängt.

Lernen, einfach nichts zu tun und zu genießen

In der Therapie wird ihm schließlich klar, dass er einfach nicht loslassen kann. Zum ersten Mal in seinem Leben soll er „nur" leben und genießen, ohne dabei eine Aufgabe zu erfüllen? Vor allem am frühen Nachmittag, nachdem er ein paar Dinge erledigt hat, beginnt dann auch jene innere Unruhe, mit den bereits geschilderten Beschwerden, obwohl er sich konsequent an die Ampeldiät hält.

Herr P. macht nun einen Wochenplan im Voraus, in dem er sich bewusst einige wenige Aufgaben über den Tag verteilt vornimmt und dazwischen „Nichts" notiert. In dieser „Freizeit" übt er, einige Seiten Zeitung zu lesen, einmal ohne Ziel mit dem Rad zu fahren, mit der Gattin im Garten gemütlich beisammen zu sitzen oder Atemübungen zu machen.

Dank Ernährungsumstellung und mehrerer Gesprächsmodule mit der Psychologin gelingt es Georg P. zunehmend, endlich loszulassen. Wie zu erwarten, nehmen auch die Refluxbeschwerden ab, und zwar ohne Einnahme von Medikamenten. Er nimmt wieder am kulturellen und gesellschaftlichen Leben teil und hat ein neues Hobby entdeckt: die Ägyptologie.

PATIENTENBEISPIEL 5
Die Frau, die lernte, ihre unbefriedigende Ehe zu kompensieren

Andrea M., 64-jährige, verheiratete Mutter zweier Söhne, leidet seit vier Jahren unter Zungen-, Lippen- und Halsbrennen. Ratschläge des HNO-Arztes halfen nicht nachhaltig. Zur Refluxuntersuchung gekommen, zeigte die Gastroskopie eine Trompete vom Typ B mit einer Refluxschleimhaut ohne Krebsrisiko. Druck-, Transport- und Refluxmessung ergaben einen normalen Befund. In der roten Phase der „Ampeldiät" war

Andrea M. beschwerdefrei. Stieg sie auf die gelockerten Phasen, also gelb und grün, um und aß sie wieder weitgehend normal, stellten sich wieder die alten Beschwerden ein.

Alkohol wurde zum Seelentröster

Bei der empfohlenen Gesprächstherapie bezeichnete Andrea M. ihre Ehe schon seit über 20 Jahren als schlecht. Sie hat sich emotional längst von ihrem fremdgehenden Mann verabschiedet und hält nur aus finanziellen Gründen an ihrer Ehe fest. Aus Frust und Vereinsamung entdeckte sie vor fünf Jahren ihre Liebe zum Wodka: „Das waren damals die einzigen glücklichen Momente in meinem Leben."

Zwischenzeitlich ist es Andrea M. gelungen, vom Wodka wegzukommen. Sie ist aber nach wie vor einsam und leidet unter dem Mangel an Liebe und Zuwendung sowie Respekt und Anerkennung. An der Gesprächstherapie schätzt sie vor allem, dass sich jemand für sie interessiert und ihr endlich zuhört. Signalisiert ihr die Therapeutin Verständnis und drückt ihr Mitgefühl aus, bagatellisiert Andrea M. ihre Gefühle: „Es geht schon. So vielen Menschen geht es wirklich schlecht, ich habe ja alles."

Selbstmitleid scheint bei ihr mit starken Schuldgefühlen verbunden zu sein. Ihre Mutter war eine kränkliche Frau gewesen, die an Depressionen litt und von ihrem Mann häufig betrogen wurde. Immer wieder sah sie ihre Mutter am Abend weinend in der Küche sitzen, auf den Vater wartend, vor sich ein Glas Wein. Ihre Mutter sagte als Kind stets zu ihr: „Andrea, Hauptsache, es geht dir gut. Wenn es dir gut geht, geht es mir auch gut." Darum hat Frau M. es nie gewagt, mit ihren eigenen Sorgen und Ängsten zu ihrer Mutter zu kommen. Sie erlaubte sich nie zuzugeben, dass es ihr selbst schlecht ging. Teilte sie sich doch jemandem mit, bekam sie sofort Schuldgefühle. Irgendwann resignierte sie und griff wie ihre Mutter zum Alkohol. Mittlerweile ist der Vater verstorben und die zunehmend demente Mutter lebt in einem Pflegeheim.

Andrea M. erkennt in der Therapie, dass unbewusste Verlustängste aus der Kindheit noch immer ihr Leben bestimmen. Sie lernt auch, Trauer über die vergangene einsame Zeit zuzulassen, und zu erkennen, dass eigentlich gar nichts Schlimmes passiert. Ihr brennt im wahrsten Sinn des Wortes einiges unter der Zunge!

Ihre körperlichen Beschwerden wurden bald besser. Sie pflegt nun wie empfohlen wieder mehr Kontakte zu Freunden und Bekannten. Auch mit den Kindern und Enkeln unternimmt sie einiges und sieht nun, dass sie gar nicht so alleine ist. Ob sie ihren Gatten wirklich verlassen will, wird sie erst entscheiden. Sie mag ihn ja und auch ihr abgesichertes Leben an seiner Seite, überlegt aber, wie die Beziehung in Zukunft aussehen könnte. Sie ist deutlich selbstbewusster geworden und hört achtsam auf Signale ihres Körpers. Unter der Gesprächstherapie und der gelockerten Kost der grünen Ampelphase ist Andrea M. nun endlich beschwerdefrei.

PATIENTENBEISPIEL 6

Die Frau, die jetzt nicht nur lebt, um zu arbeiten

Julia S., 38, ist glückliche Mutter eines zehnjährigen Sohnes und arbeitet als Juristin in einer Rechtsanwaltskanzlei. Vor einem Jahr hat alles mit einer banalen Erkältung begonnen: Seither leidet sie unter lästigem Husten, Räuspern, Heiserkeit und verstopfter Nase. Die HNO-Untersuchung ergab Anzeichen für Reflux im Halsbereich. In der Gastroskopie fand sich eine Trompete vom Typ B mit Refluxschleimhaut ohne Krebsrisiko. Ebenso fand sich eine Absiedelung der Refluxschleimhaut ohne Krebsrisiko im Halsteil der Speiseröhre.

Mit anderen Worten: Der Reflux floss bei ihr immer wieder bis in den Hals zurück. Druck-, Transport- und Refluxmessung zeigten eine positive Korrelation zwischen Husten und Refluxepisoden. Die Gesamtanzahl der Refluxepisoden war aber im Normbereich. Damit kam eine Anti-Reflux-OP nicht infrage.

Als Erstes begannen wir mit der Ernährungsberatung. Dabei zeigte sich wie bei manchen anderen Patienten: Während der roten Phase der Ampeldiät hatte Julia S. keine Beschwerden. Ernährte sie sich wieder mit Speisen mit mehr konzentriertem Zucker, traten die Probleme neuerlich auf.

Ihr stieß der Mangel an Wertschätzung förmlich auf

Aufgrund ihrer Erzählungen im ärztlichen Erstgespräch empfahlen wir Julia S. eine Arbeitssitzung mit unserer Psychologin, mit der sie offen über ihren Leidensdruck sprach. Die Beschwerden traten in den häufigen Stresssituationen am Arbeitsplatz auf. Die Vorgesetzten muteten ihr immer mehr Arbeit zu, und sie blieb dafür oft bis spät am Abend im Büro, ohne die Mehrstunden zu verrechnen. Das führte rasch dazu, dass man immer mehr Arbeit an ihr ablud, auch solche, die eigentlich von Kollegen zu erledigen war. Wertschätzung gab es dafür keine: „Nie kommt ein Wort des Dankes oder der Anerkennung. Meine ständigen Mehrleistungen gelten als selbstverständlich, und keiner fragt, wie es mir dabei geht", klagt sie.

In diesen Stresssituationen traten dann immer Halsbeschwerden, Husten, Heiserkeit und die verstopfte Nase auf. All dies deutete schon darauf hin: Die Patientin leidet an einem Mangel an Respekt, Dank und Wertschätzung. Dagegen wehrt sich irgendwann der Körper, es stößt ihm auf, er hustet es förmlich aus und verstopft die Körperöffnung Nase.

Wer Respekt erwartet, muss sich auch selbst respektieren

In der folgenden Psychotherapie lernte Frau S. zunächst einen achtsameren Umgang mit ihrem Körper und ihrer Seele. Sie sprach sehr rasch auf Atemtraining und Progressive Muskelentspannung an, um von einem hohen Stresspegel herunterzukommen. Hoch zufrieden sperrte sie sich jedoch gegen eine tiefere Analyse ihrer Probleme. In einem offenen Gespräch wurde ihr allerdings rasch klar, dass dies wiederum nur einem für sie typischen Verhaltensmuster entspräche: Gerade so weit fit zu werden, dass sie ihre Arbeit wieder perfekt zur Zufriedenheit aller erledigen kann.

Erst wenn es ihr so richtig körperlich schlecht geht, schont sie sich und schaut auf sich – bis es ihr wieder besser geht. Julia S. erkannte Schritt für Schritt, dass diese Art, mit sich selbst so umzugehen, wenig Selbstwert ausdrückt. Wie soll ihre Umgebung aber achtsam mit ihren Bedürfnissen umgehen und Respekt vor ihr haben, wenn sie sich selbst respektlos behandelt?

„An erster Stelle stand immer das Geschäft"

Im Zuge der weiterführenden Behandlung wurde klar: Die Ursachen liegen offenbar in ihrer Kindheit: Frau S. hatte als Kind nicht viel von ihrer Familie. Die Eltern hatten eine kleine Bäckerei am Land und arbeiteten praktisch Tag und Nacht. Julia S. und ihr Bruder wurden zumeist von den Großeltern betreut. Auch diese lebten nach dem Motto: „Krankfeiern gibt es nicht. Denn von nichts kommt nichts!" Als Frau S. dies erzählt, bricht sie in Tränen aus, denn sie hat lange nicht an die Bäckerei gedacht …

Julia S. konnte von der Therapie profitieren. Sie hat verstanden, dass sie nicht nur lebt, um zu arbeiten, wie es Eltern und Großeltern praktizierten. Und sie hat gelernt, viel mehr Zeit sich selbst, ihrem Sohn und ihrer Familie zu widmen. Der Spaß an der Arbeit ist dennoch geblieben, nur grenzt sich Julia S. nun besser ab und hat mehr Selbstbewusstsein entwickelt. So betont sie etwa schon mal ihren Vorgesetzten gegenüber, was sie alles leistet. Sie verrechnet nun zumeist ihre Überstunden und achtet darauf, dass sich diese generell in Grenzen halten. Negative Konsequenzen vonseiten der Vorgesetzten gibt es keine. Im Gegenteil, selten, aber doch bekommt sie jetzt ein „Danke, dass das so rasch fertig ist" zu hören. Besonders schön: Refluxbeschwerden kommen nur noch selten, und wenn ja, dann weiß sie, ihr stößt vielleicht irgendwas – auch im übertragenen Sinn – sauer auf.

PATIENTENBEISPIEL 7
Die Frau, die eine traumatisierende Kindheit überwinden muss

Manuela J. führte ein ganz besonders beklemmendes Schicksal in unsere Ordination: Die heute 52-jährige verwitwete Mutter zweier Kinder, wuchs als Tochter armer Weinbauern in einem kleinen südmährischen Dorf auf.

Seit ihrer Kindheit litt Manuela J. immer wieder unter Halsschmerzen, Husten, Heiserkeit und Asthma. Trotz wiederholter Behandlungen dieser „Erkältungssymptome" wurde sie die Beschwerden nie los. Die bei uns durchgeführten Untersuchungen verliefen normal. Auch nach außen hin schien alles normal: Manuela J. lebt in einer guten Beziehung mit ihrem Freund, der ihren Sohn wie seinen eigenen akzeptiert.

Gewisse Andeutungen im Erstgespräch, die sie nicht näher erklären wollte, legten den Schluss nahe, dass in Manuelas Fall die Speiseröhre zum „Austragungsort" nicht verarbeiteter Konflikte geworden war.

In der empfohlenen Gesprächstherapie mit der Psychologin enthüllte sich nach und nach ein unfassbarer Leidensweg: Manuela J. erlebte eine äußerst schwierige Kindheit, wurde von ihren Eltern geschlagen und misshandelt. Vater und Onkel missbrauchten die minderjährige Manuela über mehrere Jahre hinweg sexuell. Die Mutter bekam es mit, schwieg aber aus Angst vor der Brutalität des Vaters. Weder sie noch Manuela trauten sich, mit jemandem darüber zu sprechen. Zu groß war die Angst, dass sich Vater und Onkel mit noch mehr Gewalt an ihr rächen würden.

Bereits in ihrer Kindheit litt Manuela J. unter Essstörungen mit gewaltsamem Erbrechen. Als sie 18 war, verstarb der Vater nach einer schweren Blutung aus der Speiseröhre. Mutter und Tochter begaben sich in Therapie. Die Mutter wegen einer Angststörung, Manuela J. wegen der Essstörung.

Wenn einen Kindheitserlebnisse wieder einholen

Nach zwei Jahren hatte Manuela das Gefühl, ihre schwere Kindheit bewältigt zu haben. Sie lernte ihren Freund kennen, wurde schwanger und heiratete den Vater ihres Kindes. Doch die schmerzlichen Erfahrungen aus ihrer Kindheit sollten sie bald einholen: Bald nach der Hochzeit entpuppte sich ihr Ehemann als gewaltbereiter Alkoholiker. Mit Beruhigungstabletten schaffte sie es, sich um ihren Sohn zu kümmern und im Supermarkt zu arbeiten. Nach zehn Ehejahren verstarb ihr Gatte an den Folgen seines Alkoholismus.

Manuela J. entschloss sich, den Empfehlungen zu folgen und eine Psychotherapie zu machen. Dabei zeigte sich, dass sie zwar keine Symptome einer posttraumatischen Belastungsstörung wie etwa Flashbacks, Albträume oder Panikattacken hatte, aber offenbar unbewusste Verlassensängste aus der Kindheit wieder aktiviert wurden. Sie fühlte sich oft schutzlos und verletzlich, wie damals, als sie ihren Peinigern ausgeliefert war. Ganz tief in ihrem Innersten verborgen glaubt Frau J. wohl nicht, dass es ihr wirklich gut geht und dass sie glücklich sein darf. Als Opfer langjährigen sexuellen Missbrauchs sind unbewusste Schuldgefühle ihres „inneren Kindes" geblieben, also jenes Kindes, das sie einmal war: Dass sie vielleicht selbst zum Missbrauch beigetragen hat, es zugelassen hat? Warum gerade ihr so was Schreckliches angetan wurde?

Fazit: Frau S. misstraut ihrem neuen Glück, obwohl alles gerade so schön läuft. In der Therapie sprach sie Ängste an: Etwa, ihr Lebensgefährte werde ihr genommen oder ihrem Sohn werde etwas Schreckliches zustoßen, nur weil sie schuldig ist. Sie erzählte von Träumen, ihr Lebensgefährte würde sie schlagen, ihren Sohn sexuell belästigen.

Unbewusste Schuldgefühle erkennen und gegensteuern

Diese unbewussten Schuldgefühle sind lange Zeit Thema in der Therapie: Frau J. tritt in einen Dialog mit ihrem „inneren Kind" und lernt, es frei von jeder Schuld zu sprechen. Für den Alltag lernt Frau J., sich mit gezielten Übungen von ihren Ängsten abzulenken und keine Horrorszenarien aufkommen zu lassen. Nach einigen Wochen zeigt sich eine deutliche Verbesserung, und auch die Refluxbeschwerden werden deutlich besser: Es kommt nicht mehr zu asthmatischen Anfällen und kaum mehr zu Reizhusten. Es wird zwar noch dauern, bis Frau J. tatsächlich loslassen kann und ihre Ängste überwindet. Aber das ist nach all diesen Erlebnissen kein Wunder!

PATIENTENBEISPIEL 8
Der Verkäufer, der die Zukunftsängste überwinden konnte

Der 40-jährige Peter H. ist ledig und lebt in einer glücklichen Beziehung mit seiner Freundin. Privat geht es ihm gut und auch die Arbeit als Verkaufsberater für Medizinprodukte macht ihm im Prinzip Freude. Seit zwei Jahren leidet er allerdings unter

Sodbrennen, Magenschmerzen und Übelkeit. Magensäureblocker vermögen die Beschwerden nur teilweise zu lindern. Auffällig ist, dass er beim Essen keine Beschwerden verspürt, 1–2 Stunden später diese aber wieder auftreten.

Die Gastroskopie zeigte eine Trompete vom Typ B mit einer Refluxschleimhaut (Barrett-Ösophagus) ohne Dysplasie (schwere Gewebeveränderung). Allerdings bestand ein gewisses erbliches Krebsrisiko, da auch Vater und Großvater väterlicherseits an Speiseröhrenkrebs erkrankt waren. Druck-, Transport- und Refluxmessung zeigten eine erhöhte Refluxaktivität (94 Refluxepisoden, normal wären weniger als 73) sowie eine vermehrte Säurebelastung der Speiseröhre (7,6 %, normal wären bis zu 4,2 %). Damit konnten wir eine Anti-Reflux-Operation in Betracht ziehen. Zuvor versuchte Peter H. es noch für sechs Wochen mit der Ampeldiät (drei Wochen rote Phase, drei Wochen gelbe Phase), was ihm half, mit der halben Dosis an Magensäureblockern auszukommen. Da er die Medikamente nicht dauerhaft nehmen wollte, da sie ihm Blähungen und Haarausfall bescherten, entschlossen wir uns zur Operation. Wegen der veränderten Refluxschleimhaut wurde eine Fundoplicatio gemacht, da nach anderen Methoden (LINX-Magnet-Ring; EndoStim-Schrittmacher-OP) in der vorliegenden Situation eine etwaige Ablation der Barrett-Schleimhaut nicht möglich ist.

Acht Wochen nach erfolgreicher Anti-Reflux-OP (Fundoplicatio nach Nissen) kam Peter H. zur Kontrolle. Ohne Medikamente und mit Einhaltung der gelben und grünen Phase der Ampeldiät hatte er keine Beschwerden. Untertags traten allerdings immer wieder leichte Magenschmerzen und Übelkeit auf. Wir wollten der Sache auf den Grund gehen und empfahlen eine psychologische Beratung.

Mangel an Anerkennung und Angst vor Kontrollverlust

Rasch wurde klar: Es gab doch ein anhaltendes Problem am Arbeitsplatz: „Ich bin mit meinen Umsätzen meistens im Plan, aber für meinen Vorgesetzten sind die Verkaufszahlen immer noch zu gering. Er steht natürlich auch gehörig unter Druck unserer ausländischen Konzernzentrale. Ich will es allen immer recht machen und bin ein Perfektionist, aber gerade als Verkäufer bräuchte ich manchmal schon Lob und Anerkennung zur Motivation. Aber leider gibt es so gut wie nie ein Wort des Dankes oder der Anerkennung."

In der Therapie kam zutage, dass Herr H. als Kind sehr unter dem Tod des geliebten Großvaters litt, der früh an Speiseröhrenkrebs sterben musste. Als junger Erwachsener verlor er dann seinen Vater und konnte den Schock darüber lange nicht verkraften. Er erinnert sich, dass in der Familie nie über Gefühle geredet wurde. Auch jetzt spricht er nur zögerlich über seine Ängste vor einer Krebserkrankung. Er fürchtet den Verlust von Kontrolle, sorgt sich um seinen Arbeitsplatz und um sein ererbtes Risiko für Speiseröhrenkrebs.

Fazit: Herr J. muss die ständigen Gedanken an die Zukunft mit möglichen Katastrophen loslassen, indem er lernt, im „Jetzt" zu leben und den Moment zu genießen. Und genau da setzte unsere Therapie an. Sechs Monate nach der Anti-Reflux-OP führten wir wieder eine Gastroskopie durch. Es zeigte sich eine gut eingeheilte Fundoplicatio, in der Gewebeprobe fand sich aber noch immer Barrett-Gewebe. Die Druck-, Transport- und Refluxmessung ergab ein sehr gutes OP-Ergebnis: Alle Parameter waren normal: 0,0% Säurebelastung und nur noch 14 Refluxepisoden pro Tag. Besser geht es nicht!

Wegen der familiären Krebsvorgeschichte wurde bei Peter H. eine Radiofrequenz-Ablation durchgeführt. Sechs Monate nach der Ablation und ein Jahr nach der Anti-Reflux-OP fand sich in der Gastroskopie ein Normalbefund ohne Barrett-Schleimhaut.

Peter H. lebt jetzt glücklicher, denn die Gesprächstherapie hat ihm geholfen, mit der Situation am Arbeitsplatz besser umzugehen. Außerdem ist das Krebsrisiko gebannt und damit auch die Angst vor dieser Erkrankung. „Und sollte sich wieder ein Barrett-Gewebe bilden, kann man das ja wieder entfernen", so sein Kommentar.

PATIENTENBEISPIEL 9

Die Alleinerzieherin, die jetzt mehr auf ihre Bedürfnisse achtet

Beate F., 34-jährige alleinerziehende Mutter dreier Kinder, hat einen Teilzeitjob als Verkäuferin in einem Modegeschäft. Seit einem Jahr leidet sie unter andauerndem Hals-

und Zungenbrennen. Die Beschwerden gehen beim Essen kurzfristig weg, sind aber ca. 30 Minuten nach dem Essen wieder da. Nach dem Zu-Bett-Gehen verschwinden zwar die Beschwerden, machen sich aber in der Früh wieder bemerkbar. Auch Magensäureblocker helfen nicht, die Beschwerden zu lindern.

Die Gastroskopie ließ eine Trompete vom Typ B mit einer Refluxschleimhaut ohne Krebsrisiko erkennen. Druck-, Transport- und 24-Stunden-Refluxmessung zeigten normale Befunde. Es fand sich auch kein Zusammenhang zwischen Hals-, Zungenbrennen und Refluxepisoden. Somit war klar: Eine Therapie mit Medikamenten oder eine Anti-Reflux-OP waren hier nicht angezeigt.

Beate F. entschloss sich zur empfohlenen Ernährungsumstellung. Im Zuge der Ampeldiät (rote und gelbe Phase) spürte sie untertags keinerlei Beschwerden mehr. Allerdings traten abends nach wie vor Hals- und Zungenbrennen auf. Stieg Beate F. auf die grüne Phase der Anti-Reflux-Diät um, kamen die Beschwerden auch untertags wieder. Hier lag offenbar noch eine Ursache für die Beschwerden vor, die wir noch nicht kannten.

Angst, als Mutter zu versagen

Im Rahmen der Gesprächsmodule mit der Psychologin trat eine tieferliegende zu behandelnde Ursache zutage: „Ich habe Angst, als Mutter zu versagen und fürchte, die Kinder nehmen es mir eines Tages übel, dass ich sie alleine erziehe und es keinen Vater gibt." Eine dauerhafte Beziehung mit dem Vater der Kinder, der zu Gewalttätigkeiten neigt, kommt für sie nicht infrage.

In der Psychotherapie lernt Frau F. zunächst, ihren Stresspegel mit Atem- und Entspannungstraining und mit Achtsamkeitsübungen zu senken. Ihre Lebensgeschichte zeigt weiters, dass Frau F. eine schwierige Kindheit mit sehr unnahbaren, emotional für sie schwer erreichbaren Eltern hatte. Für tiefergreifende Gespräche gab es keine Zeit, die Eltern arbeiteten beide viel. Kaum jemand in der Familie fragte, wie es ihr ging, und auch die Schule lief mehr schlecht als recht nebenbei. Frau F. war mit schlechten Schulnoten und ihren Prüfungsängsten alleine gelassen.

Eingeholt von alten Einstellungsmustern

Unterstützung und Berücksichtigung ihrer Bedürfnisse hat Beate F. also nie erfahren. So konnte sich Frau F. nur aus der Beziehung mit dem gewaltbereiten Vater ihrer Kinder lösen, weil sie ihre Kinder schützen wollte: „Für mich selbst hätte ich die Trennung nie geschafft." Nun holen sie alte Einstellungsmuster ein, die sie sich schon in ihrer Kindheit angeeignet hat, nämlich, alles immer alleine zu schaffen.

Sich helfen lassen, Sozialkontakte pflegen

In der Therapie wird diese Einstellung eingehend reflektiert. Frau F. wagt einen Anfang, holt sich Hilfe von Beratungsstellen für die Erziehung und Ausbildung der Kinder und redet mit anderen über ihre Situation. Nach und nach wird Frau F. dadurch wieder ausgeglichener. Sie pflegt wieder mehr Sozialkontakte, wenngleich sie für eine durchaus erwünschte Partnerbeziehung momentan weder Kraft noch Zeit hat.

Auch die Refluxbeschwerden nehmen ab. Sie treten nur noch auf, wenn Beate F. ernährungsmäßig stark über die Stränge schlägt. Unter Gesprächstherapie und mithilfe der gelben und grünen Phase der Ampeldiät verschwinden Hals- und Zungenbrennen.

Gesprächstherapie und Ernährungsberatung werden in monatlichen Abständen fortgeführt, die Krebsvorsorge der Speiseröhre erfolgt in 1–2-jährigen Abständen mittels Gastroskopie. „Ich bin froh, dass ich eine Plattform gefunden habe, die meine Probleme ernst nimmt und mir die Zuwendung gibt, die ich brauche", so Beate F.

PATIENTENBEISPIEL 10
Die Frau, die nun nicht mehr zwischen zwei Stühlen sitzt

Christine N., 56-jährige Flugbegleiterin, ist glücklich verheiratet. Sie hat keine Kinder und ist mit ihrem Beruf sehr zufrieden. In ihrer Freizeit besucht sie mit ihrem Mann regelmäßig Konzerte, Theateraufführungen und Ausstellungen. Ihre Fitness erhält sie durch ausgiebiges Training zwei- bis dreimal pro Woche in einem Fitness Center.

Allerdings – seit einem Jahr plagen sie Husten, Heiserkeit und Räuspern. Begonnen hatte alles mit einer eitrigen Halsentzündung, die nach einer Antibiotika-Therapie zwar abgeheilt ist, aber Husten und Heiserkeit sind geblieben. HNO-Untersuchungen haben keine Ursache ergeben. Man tippte auf Reflux und gab ihr Magensäureblocker. Da diese nicht halfen, wandte sie sich an uns.

Beim Erstgespräch fragten wir Christine F., ob es Situationen gäbe, wo die Beschwerden verschwinden. Christine F.: „Beim Essen habe ich gar keine Probleme, aber nach dem Essen kommen sie gleich wieder und nach dem Genuss von Süßigkeiten sind sie besonders stark". Damit war klar: Die Dysbalance des Stoffwechsels spielt eine wichtige Rolle bei ihren Beschwerden. Die Gastroskopie zeigte eine Trompete vom Typ B mit einer Refluxschleimhaut ohne Krebsrisiko. Die Druck-, Transport- und 24-Stunden-Refluxmessung ergab eine normale Säurebelastung der Speiseröhre und eine normale Anzahl von Refluxepisoden. Es fand sich eine teilweise positive Korrelation zwischen den Beschwerden und den gemessenen Refluxepisoden: 10 der 24 Refluxepisoden machten Husten und Heiserkeit. Somit war klar: Eine Therapie mit einem Magensäureblocker sowie eine Anti-Reflux-OP kommen nicht infrage.

Unter Einhaltung der roten Phase der Ampeldiät war Christine F. komplett beschwerdefrei, nach Diät-Lockerung traten die Beschwerden jedoch in leichter Form wieder auf. Deshalb empfahlen wir eine Gesprächstherapie mit unserer Psychologin. Dabei trat auch tatsächlich Folgendes zutage:

Im permanenten Zwiespalt zwischen Ehemann und Bruder

Seit dem Tod ihrer Eltern unterstützt Christine F. ihren älteren Bruder, einen arbeitslosen Künstler, finanziell. Mit der Zeit ist das für sie nicht nur zur monetären, sondern auch zur emotionalen Belastung geworden: „Mein Mann fordert, dass ich den Kontakt zum Bruder beende. Er meint, es sei vergebliche Liebesmüh und hinausgeworfenes Geld."

Christine F. kam in einen gewaltigen Zwiespalt: Einerseits hatte sie Angst, ihre Ehe zu gefährden, wollte aber andererseits den Bruder auch nicht fallen lassen. Immer, wenn sie an das Problem mit dem Bruder dachte, verstärkten sich Husten und Heiserkeit.

Sie wollte also offenbar etwas loswerden (Husten), aber es kommt wieder zurück (Räuspern), und sie will nicht darüber reden (Heiserkeit).

Als Erstes lernt Frau F. in der Psychotherapie, ihre Beschwerden durch die richtige Atemtechnik in den Griff zu bekommen. Wann immer sie sich räuspern muss, atmet sie nun einige Male lang aus und mit dem Bauch weiter. Die Folge: Der Drang, sich zu räuspern, verringert sich zusehends. Auch die Halsschmerzen bessern sich mit der Zeit deutlich.

Im Zuge der Gesprächstherapie lernt Christine F., mit dem „Bruder-Problem" besser umzugehen. Es gelingt ihr schließlich, dem Bruder zu erklären, dass sie ihn nicht weiter in der Form unterstützen könne, sie ihm aber Zeit gebe, sich anderweitig Hilfe zu holen.

Nun kümmert sich die Sozialhilfe um den Bruder. Christine F. muss nur noch geringe finanzielle Zuwendungen tätigen und besucht ihn 1–2x pro Monat. Der Stress mit dem Bruder und die damit im Zusammenhang stehenden Eheprobleme scheinen damit weitgehend gelöst. Die monatliche Gesprächstherapie und Ernährungsberatung führt Frau F. ebenso weiter wie die jährliche Gastroskopie zur Gewebeüberprüfung.

PATIENTENBEISPIEL 11
Die Witwe, die jetzt kein schlechtes Gewissen mehr hat

Adelheid E., 67-jährige Pensionistin, leidet seit zwölf Jahren unter Sodbrennen, Husten, Heiserkeit und Übelkeit. Die Beschwerden nehmen beim Essen ab, kommen aber eine Stunde später wieder. Adelheid E. hatte einst eine glückliche Kindheit und Ehe. Eigene Kinder hat sie keine.

Adelheid E. hat belastende Jahre erlebt: Vor 14 Jahren erkrankte ihr Gatte an der Alzheimer Krankheit, die sich rasch verschlechterte. Da er eine Pflegehilfe ablehnte, übernahm Adelheid E. alleine die gesamte Betreuung zu Hause. Somit war sie nur mehr für ihren kranken Mann da und hatte keine Zeit mehr für sich selbst. Die sozialen Kontakte nahmen ab, Adelheid E.s Isolation nahm zu. Irgendwann begann sie, sich am Abend zu „belohnen", indem sie zur Beruhigung Schokolade aß und Wein trank. Die Folgen blieben nicht aus: Sie nahm in zwei Jahren rund 25 kg an Gewicht zu.

Vor zwei Jahren verstarb der Gatte, und sechs Monate danach kam Adelheid E. zu uns, um endlich etwas gegen ihre Beschwerden zu unternehmen. Unter einer Hochdosis-Therapie eines Magensäureblockers (2x 40 mg p.o.) nahmen ihr starkes Sodbrennen und saures Aufstoßen ab. Diese waren zuvor vor allem in der Nacht so heftig, dass sie nur in sitzender Position schlafen konnte.

Die Gastroskopie zeigte eine Trompete vom Typ C mit einer deutlich ausgeweiteten Lücke im Zwerchfell, die Gewebeproben-Analyse zeigte eine Refluxschleimhaut mit Barrett-Ösophagus ohne schwerwiegende Gewebeveränderungen (= Dysplasien). Druck-, Transport- und Refluxmessung ergaben einen massiv erhöhten Reflux (160 Refluxepisoden, normal <73) und eine starke Säurebelastung der Speiseröhre (= 12 %, normal < 4,2 %). Damit war klar, dass wir hier mit Ernährungsberatung und Medikamenten keine Beschwerdefreiheit erzielen werden. Das war Anlass für eine Anti-Reflux-Operation.

Schuldkomplexe erkennen und richtig damit umgehen

Nach erfolgreich durchgeführtem Eingriff (Nissen-Fundoplicatio und Korrektur der vergrößerten Lücke im Zwerchfell), war Adelheid E. ohne Medikamente beschwerdefrei, konnte wieder im Liegen schlafen und hatte eine fast normale Lebensqualität. Trotzdem kam es immer wieder zu undefinierbaren Magenschmerzen, die sie sehr belasteten.

Adelheid J. entschloss sich zu einer psychologischen Beratung und danach zur empfohlenen Psychotherapie. Dabei stellte sich heraus: Sie litt unter schweren Schuldkomplexen, da sie ihrem Mann versprochen hatte, ihn bis zu seinem Tode zu Hause zu pflegen und nicht in ein Heim zu geben. „Aber sein Zustand hatte sich zuletzt so sehr verschlechtert, dass ich physisch und psychisch schon total am Ende war. Ich konnte nicht mehr und habe ein nettes Heim für ihn ausgesucht, wo er zwei Monate später verstarb." Und nun mache sie sich Vorwürfe, da sie ihr Versprechen nicht eingehalten hatte.

In der Psychotherapie lernte Frau J. mit ihren Schuldgefühlen umzugehen. Sie hatte schließlich alles Menschenmögliche getan und ihren Gatten nicht aus egoistischen Motiven ins Heim gegeben, sondern weil er dort rund um die Uhr professionell betreut wurde. Sie muss jetzt zulassen, ihr weiteres Leben ohne schlechtes Gewissen zu führen und es sich auch mal gutgehen zu lassen.

Nach regelmäßigen Gesprächstherapien und einer Ernährungsumstellung auf die gelbe und grüne Phase der Ampeldiät hat Adelheid J. endlich eine gute Lebensqualität und hat nach sechs Monaten auch schon 20 kg an Gewicht verloren.

Auch bei einer Kontroll-Gastroskopie ein halbes Jahr nach der Anti-Reflux-OP zeigte sich ein höchst zufriedenstellendes Operationsergebnis. Beruhigend: Auch in der Refluxschleimhaut war kein Barrett-Ösophagus mehr nachweisbar. „Damit ist mir auch die Angst vor dem Krebs genommen", so Adelheid J. Unsere Erkenntnis daraus: Die ganzheitliche Behandlung hat letztlich den Ausschlag gegeben. Mit einer Einzelmaßnahme (Medikamente, Operation, Ernährungsumstellung, psychologische Beratung) allein wäre das nie zu schaffen gewesen.

Die hier genannten Patientenschicksale stehen stellvertretend für viele Patienten mit chronischer Refluxkrankheit. Daher sollte – neben einer konsequenten Ernährungsumstellung – auch den psychosomatischen Leiden der Patienten ein hoher Stellenwert in der ganzheitlichen Diagnose und Therapie eingeräumt werden.

6 Häufige Fragen und Antworten

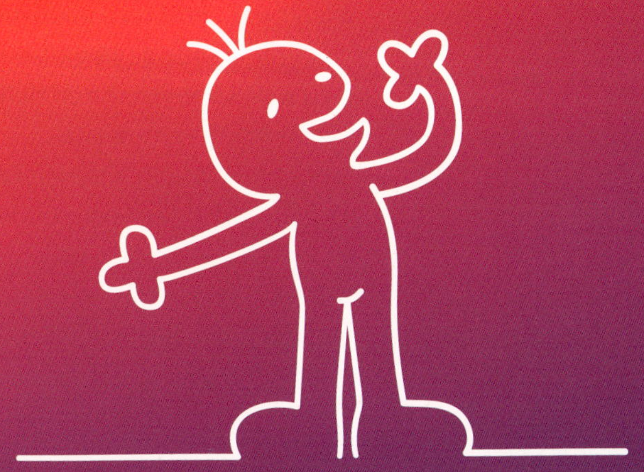

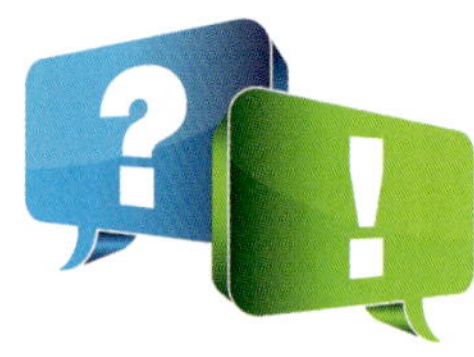

Immer wieder erkundigen sich Patienten, wie sich Stress und psychische Belastungen im Allgemeinen auf die Refluxbeschwerden auswirken. Das war unter anderem auch Grund, warum wir dieses Buch verfasst haben. Ebenso werden häufig Fragen zum Anti-Reflux-Ernährungskonzept, also zur Ampeldiät, gestellt.
Nachstehend möchten wir daher oft gestellte Fragen, die vielleicht auch unseren Lesern ein Anliegen sind, beantworten:

Wie hängen Psyche und Reflux zusammen?
Stress erhöht das allgemeine Aktivierungsniveau im Körper und somit einige Körperfunktionen wie Atemfrequenz oder Herzschlag. Stress bedeutet eine übermäßige Belastung und schwächt die Funktion der Speiseröhre. Dies ist auch dann der Fall, wenn Stress gar nicht negativ erlebt wird, wie zum Beispiel bei einer erfüllenden Arbeitstätigkeit.

Wie können Atemübungen helfen?
Die Schnittstelle zwischen Körper und Psyche ist die Atmung, die sich unter Stress verändert. Sie wird flacher und funktioniert vermehrt in die Brust anstatt in den Bauch. So werden auch die Muskeln um das Zwerchfell herum verspannt. Die Übungen helfen, diese Störungen zu kompensieren: Normale Atmung steigert die Widerstandsfähigkeit gegenüber Stress.

Inwieweit kann ich durch richtiges Atmen auch die Refluxbeschwerden verbessern?
Durch die richtige Atmung in den Bauch mit längerem Ausatmen wird das Zwerchfell entspannt und das allgemeine Aktivierungsniveau sinkt. Weiters verkleinert sich beim Ausatmen die Lücke im Zwerchfell, und es steigt der Druck im Anti-Reflux-Ventil. Das wiederum trägt dazu bei, dass das Anti-Reflux-Ventil besser abdichtet. Die Folge: weniger Reflux.

Wann brauche ich eine vertiefende psychologische oder psychotherapeutische Behandlung, wann reicht eine ernährungspsychologische Beratung?
Ersteres ist dann angebracht, wenn tiefergreifende Muster in Einstellungen bzw. im Verhalten erkennbar sind, die bei Ihnen einen gewissen psychischen Leidensdruck zur Folge haben, wie depressive Verstimmungen, Ängste, psychosomatische Beschwerden etc.
In der ernährungspsychologischen Behandlung werden praktische Tipps zur Ernährungsumstellung und zum Umgang mit Stress rund ums Essen besprochen. Auch Achtsamkeits-, Entspannungs- und Atemtechniken werden geübt.

Kann jeder Techniken zum besseren Umgang mit Stress im Zusammenhang mit Reflux erlernen?
Ja, durchaus. In einigen ernährungspsychologischen Sitzungen können die Basistechniken vermittelt und gemeinsam geübt werden. Diese sind so angelegt, dass sie im Alltag rasch und unkompliziert anwendbar sind.

Ich habe keinen großen Stress, aber dennoch starke Refluxbeschwerden. Brauche ich da überhaupt eine ernährungspsychologische Beratung bzw. kann ich die Ernährungsumstellung nicht alleine beginnen?
Das ist eine Frage der Selbstdisziplin. Wenn Sie sich genau ans Anti-Reflux-Ernährungskonzept halten, sollten Sie schon sehr bald deutlich weniger Beschwerden haben. Sie brauchen dann keine Ernährungsberatung, allerdings sollte die Ernährungsumstellung immer unter fachärztlicher Kontrolle verlaufen.

Wenn ich unter Stress stehe, esse ich immer unregelmäßig, ungesund und hastig. Haben Sie einen Tipp, wie ich mich disziplinieren kann?
Unter Stress ist es besser, einige Basisnahrungsmittel aus dem Anti-Reflux-Ernährungskonzept wie beispielsweise Rohkost, Schinken oder gekochte Eier vorzubereiten und zum Arbeitsplatz mitzunehmen, wo meist ein Kühlschrank für Mitarbeiter zur Verfügung steht. Auf diese Weise haben Sie für die schnelle Jause zwischendurch immer etwas Gesundes und die Speiseröhre Schonendes bereit und müssen nicht aus Heißhunger zu Fast Food greifen, das bei vielen den Reflux fördert.

Mir fällt die Anti-Reflux-Ernährung sehr schwer, weil meine Familie „normal" isst und mich auch ständig zu Süßigkeiten und Kohlehydrat-Beilagen motiviert. Haben Sie einen Tipp, wie ich mich da „emanzipieren" kann?
Ersuchen Sie Ihre Angehörigen, in Ihrer Gegenwart nur Dinge zu essen, die auch Sie konsumieren dürfen. Das trifft vor allem auf Süßigkeiten wie Eis, Torten, Kuchen, Schokolade etc. zu. Wichtig ist auch, dass die „süßen Belohnungen" nicht offen herumliegen, sondern versteckt lagern, sodass Sie sie nicht im Blickfeld haben. Verzehrt man neben Ihnen Kohlehydrat-Beilagen wie Nudeln oder Erdäpfel, so konzentrieren Sie sich ganz auf Ihren Teller. Denken Sie daran, wie schön es ist, keine Refluxbeschwerden mehr zu haben.

Ich esse vegan und leide immer wieder unter Sodbrennen. Wie kann ich da die Ampeldiät, die ja Fleisch und Fisch zulässt, machen? Dann bleibt ja nur noch Gemüse übrig.
Gerade die vegane Küche besteht zu einem Großteil aus Nahrungsmitteln mit konzentriertem Zucker. Darunter fallen alle Keimlinge, die Zucker für die Wurzelbildung brauchen, also Soja, Tofu, Kartoffeln, sämtliche Getreidesorten, Reis, Zitrusfrüchte, Nüsse, Mandeln etc. Hier empfehlen wir, durch gezieltes Weg-

lassen einzelner Quellen konzentrierten Zuckers herauszufinden, welche Nahrungsmittel Sie vertragen und welche Beschwerden wie Sodbrennen verursachen. Mit diesen Erkenntnissen lässt sich eine maßgeschneiderte vegane Anti-Reflux-Ernährung zusammenstellen. Erzielen Sie damit keine entsprechende Beschwerdefreiheit, empfehlen wir, vorübergehend auf Nahrung umzustellen, die Produkte tierischen Ursprungs enthält. Letztlich ist es eine Frage der Prioritätensetzung nach dem Motto: „Wenn der Schuh drückt, dann ziehe ich ihn nicht mehr an."

Wenn meine Refluxbeschwerden weggehen, kann ich dann irgendwann wieder normal essen?

Treten danach nur noch vereinzelt Refluxsymptome auf, kann sich die Ernährung an der grünen Phase orientieren. Diese erlaubt, mit gewissen mengenmäßigen Einschränkungen, wieder die gewohnten Speisen und Getränke.

Allerdings empfehlen wir, süße Speisen und Getränke dauerhaft weitgehend zu meiden, bzw. sehr stark einzuschränken.

Sollte es nach dem Wechsel in eine „gelockertere" Phase, z. B. bei der Ernährungsumstellung von „gelb" auf „grün" wieder häufiger zu Refluxbeschwerden kommen, dann heißt es zurück in die gelbe Phase. Sind Sie dabei für die Dauer von ca. zwei Wochen beschwerdefrei, können Sie es wieder mit der grünen Phase probieren.

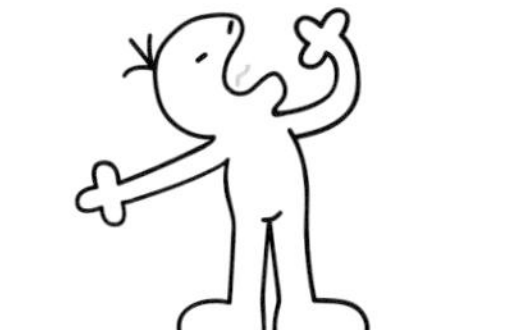

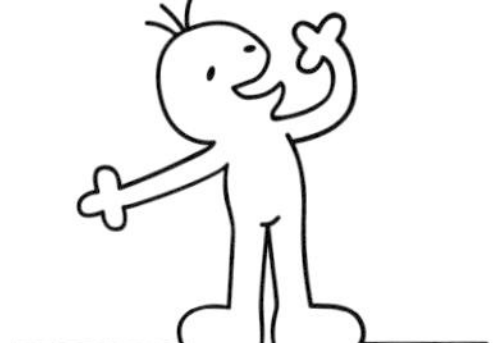

Anhang

Quellenverzeichnis

Bilgi, M.M., Vardar, R., Yıldırım, E., Veznedaroğlu, B., Bor, S.: Prevalence of Psychiatric Comorbidity in Symptomatic Gastroesophageal Reflux Subgroups. Dig. Dis. Sci. 62(4): 984–993 (Apr 2017). doi: 10.1007/s10620-016-4273-4. Epub 26 Aug 2016.

Bracha H.S.: Freeze, Flight, Fight, Fright, Faint: Adaptationist Perspectives on the Acute Stress Response Spectrum. In: CNS Spectrums, Nr. 9, 679–685 (September 2004).

Cannon, W.B.: Wut, Hunger, Angst und Schmerz: eine Physiologie der Emotionen. Aus dem Englischen übersetzt von Helmut Junker. Hrsg: Von Thure von Uexküll. Verlag Urban und Schwarzenberg, München, Berlin, Wien (1975).

Chandrasoma, P.T.: GERD: A New Understanding of Pathology. Academic Press/Elsevier. ISBN 978-0-12-809855-4 (2017).

Grossmann, A., Riegler M.: Richtig essen bei Reflux und Sodbrennen – 50 genussvolle Rezepte für mehr Lebensqualität. Kneipp Verlag (März 2016).

Hautzinger, M. (Hrsg.): Kognitive Verhaltenstherapie: Behandlung psychischer Störungen im Erwachsenenalter. Beltz Verlag, Weinheim Basel (2011).

Iwakura, N, Fujiwara, Y. et al.: Characteristics of Sleep Disturbances in Patients with Gastroesophageal Reflux Disease. Intern. Med. 55(12): 1511–7 (2016). doi: 10.2169/internalmedicine.55.5454. Epub Jun 15 2016.

Jansson, C. et al.: Severe gastro-oesophageal reflux symptoms in relation to anxiety, depression and coping in a population-based study. Aliment Pharmacol. Ther. 26(5): 683–691 (2007).

Job, V., Oertig, D., Brandstätter, V., Allemand, M. Discrepancies between implicit and explicit motivation and unhealthy eating behavior. Journal of Personality 78, 1209–1238 (2010).

Kabat-Zinn, J., Kauschke, M.: Achtsamkeit für Anfänger. Arbor Verlag, Freiburg im Breisgau (2013).

Kamolz, T., Pointner, R.: Gastroesophageal reflux disease. Heart-burn from a psychological view. Minerva Gastroenterol. Dietol. 50(3): 261–8 (Sep. 2004).

Konturek, P.C., Brzozowski T., Konturek, S.J.: Stress and the gut: pathophysiology, clinical consequences, diagnostic approach and treatment options. Journal of physiology and pharmacology 62(6), 591–599 (2011).

Kristo, I., Schoppmann, S.F., Riegler, M.: Austrian expert panel recommendation for radiofrequency ablation of Barrett's esophagus. Eur. Surg. 09/2015. doi: 10.1007/s10353-015-0362-4

Li, N., Petrick, J.L. et al.: Dietary sugar/starches intake and Barrett's esophagus: a pooled analysis. Eur. J. Epidemiol. (Sep 2017). doi: 10.1007/s10654-017-0301-8. Springer Science+Business Media B.V. (outside the USA) 2017

Lohmann, B., Annies, S.: Achtsamkeit in der Verhaltenstherapie. Verlag Schattauer GmbH, Stuttgart (2016).

Markgraf, M., Schneider S. (Hrsg.): Lehrbuch der Verhaltenstherapie. Band 1: Grundlagen, Diagnostik, Verfahren, Rahmenbedingungen. Springer Medizin Verlag, Heidelberg (2009).

Ohm, D.: Stressfrei durch Progressive Relaxation: Mehr Gelassenheit durch Tiefenmuskelentspannung nach Jacobson. Trias, Georg Thieme Verlag KG, Stuttgart (2017).

Petermann, F., Eid, M. (Hrsg.): Handbuch der Psychologischen Diagnostik. Hogrefe Verlag, Göttingen (2006).

Riegler, M., Kristo, I., Asari, R., Rieder, E., Schoppmann, S.: Dietary sugar and Barrett's esophagus. European Surgery (2017).

Riegler, M., Hönig-Robier, K.: Nie wieder Sodbrennen – Reflux verstehen und in den Griff bekommen. maudrich Verlag, 2. Aufl. (2015).

Selye, H.: Stress of Life. Schaum's Humanities Social Science. McGraw-Hill, New York (1978).

Sendera, A., Sendera, M.: Skills-Training bei Borderline- und Posttraumatischer Belastungsstörung. Springer Verlag GmbH, Berlin Heidelberg (2016).

Söderholm, Johan D.: Stress-related changes in oesophageal permeability: filling the gaps of GORD? Gut 56: 1177–1180 (2007). doi: 10.1136/gut.2007.120691

Szabo, S.: Hans Selye and the development of the stress concept. Special references to gastroduodenal ulcerogenesis. In: Ann. N.Y. Acad. Sc. Band 851, 19–27 (1998).

Wittchen, H.U., Zaudig, M., Fydrich, T.: Strukturiertes Klinisches Interview für DSM-IV (Achse I und II). Hogrefe Verlag GmbH & Co KG, Göttingen (1997).

Yang, X.J., Jiang, H.M. et al.: Anxiety and depression in patients with gastroesophageal reflux disease and their effect on quality of life. World Journal of Gastroenterology, vol. 21, no. 14, 4302–4309 (2015).

Stichwortverzeichnis

Über die Autoren

Doz. Dr. Martin Riegler

Geboren 1962. 1988 absolvierte er das Studium der Humanmedizin. Von 1988 bis 1998 durchlief er die Facharztausbildung für Chirurgie im alten Wiener Allgemeinen Krankenhaus, an der 1. Chirurgischen Universitätsklinik in Wien. Von 1992 bis 1997 war Martin Riegler wissenschaftlicher Mitarbeiter im Beth Israel Hospital an der Harvard Medical School in Boston. Für seine wissenschaftlichen Arbeiten erhielt er 2002 die venia docendi (Habilitation) an der Medizinischen Universität Wien (MUW).

Martin Riegler war von 2002–2013 Oberarzt an der chirurgischen Universitätsklinik im Wiener Allgemeinen Krankenhaus und auf Erkrankungen der Speiseröhre (Reflux, Achalasie, Barrett-Ösophagus) spezialisiert. Seit 2003 ist er regelmäßig als Visiting Professor beim bekannten Speiseröhrenchirurgen Prof. Dr. Tom DeMeester und beim führenden Pathologen Prof. Dr. Para Chandrasoma an der bekannten University of Southern California in Los Angeles (USA) tätig. Angeregt durch diese Kooperation beschritt Doz. Riegler für Österreich neue Wege in der Abklärung und Behandlung von Reflux.

2005–2013 hat Univ. Doz. Dr. Martin Riegler die chirurgische Funktionsdiagnostik der Universitätsklinik für Chirurgie der Medizinischen Universität Wien (MUW) am Wiener Allgemeinen Krankenhaus geleitet. Diese Abteilung gilt als höchstspezialisiertes Zentrum zur Abklärung von Funktionsstörungen der Speiseröhre (Reflux, Achalasie). Unter seiner Ägide wurden neue, moderne Technologien am Wiener AKH eingeführt: die hochauflösende Druckmessung der Speiseröhre; die kombinierte Impedanz-pH-Metrie (Refluxmonitoring) und die Radiofrequenz-Ablation (HALO®) zur Behandlung von Barrett-Ösophagus. In der Abklärung und Behandlung von Reflux entwickelte er ein neues Gewebeentnahmeprotokoll und eine maßgeschneiderte Operation gegen Reflux (Fundoplicatio) und holte auch neue chirurgische Therapiemethoden nach Wien (LINX-Ring-OP, EndoStim-OP). Die Innovationen wurden bei zahlreichen

internationalen Kongressen präsentiert und in internationalen Fachzeitschriften veröffentlicht.
Neben seiner ärztlichen Tätigkeit ist Doz. Riegler seit 2003 auch der Herausgeber der international renommierten chirurgischen Fachzeitschrift „European Surgery“ (Springer Verlag).
Wichtig ist Doz. Riegler der ganzheitliche, holistische Zugang. Für ihn ist jeder Mensch ein Gesamtkunstwerk aus Körper, Seele, Gefühlen und Emotionen. Krankheit versteht er als Ungleichgewicht mit Beeinträchtigung der Lebensqualität und Produktivität. Deshalb sieht er seine Aufgabe darin, den Menschen Wege und Möglichkeiten zu zeigen, wie sie ihr Wohlbefinden wieder zurückbekommen können. Dabei ist die Operation nur eine von vielen Möglichkeiten.
Seine Rolle als Refluxspezialist beschreibt er als „gewissenhaften Sekretär auf dem Weg zu mehr Lebensqualität“.
Seit 12 Jahren arbeitet Martin Riegler als Chirurg in der *Refluxordination,* Wien, die erste Einrichtung dieser Art, welche sich ausschließlich der Diagnose und Therapie der Refluxerkrankung widmet.
www.refluxordination.at

Mag. Petra Fuss
geboren am 22.3.1972, absolvierte 1997 das Studium der Psychologie in Wien und bildete sich in den Jahren 1999–2000 zur Klinischen- und Gesundheitspsychologin weiter. Parallel dazu besuchte sie den Hochschullehrgang der Universität Wien für das Propädeutikum und Fachspezifikum für die Therapieausbildung (Verhaltenstherapie), den sie 2003 abschloss.
Sie arbeitete von 1998–2011 als Psychologin in der Justizanstalt Stein und ist zusätzlich seit 1999 in freier Praxis tätig. Insgesamt 12 Jahre, von 2000–2012, war Mag. Petra Fuss auch Lektorin für Psychologie an der Fachhochschule St. Pölten. 2010 gründete sie das Institut moment (St. Pölten und Wien) mit Arbeitsschwerpunkt Traumatisierung und Persönlichkeitsstörungen, das sie bis heute leitet. Seit April 2014 betreut sie

Refluxpatienten, deren Beschwerden psychische Ursachen haben. Mag. Petra Fuss verfügt über folgende Zusatzcurricula mit Lizenz: Übertragungsfokussierte Psychotherapie (TFP), Skills-Training (DBT), Paar-und Sexualtherapeutie (AVM), Psychoanalytisch orientierte Organisationsberatung (ÖGATAP), Ernährungspsychologie/Ernährungstraining (AAP), diverse Techniken der Traumatherapie (ÖGVT, AAP, ZAP), Diagnostik und Behandlung schwerer Persönlichkeitsstörungen (Justizakademie). Mag. Petra Fuss lebt in einer Lebensgemeinschaft in Wien und arbeitet in St. Pölten und Wien.

Mag. Karin Hönig-Robier

1959 in Klagenfurt geboren. 1979 absolvierte sie das zweijährige College für Fremdenverkehrswirtschaft an den Wiener Fremdenverkehrsschulen sowie 1982 das Studium der Handelswissenschaften an der Wirtschaftsuniversität Wien. Bereits in dieser Zeit war sie als freie Journalistin für den „Börsen-Kurier" im Einsatz.
Nach Abschluss des Studiums war Karin Hönig-Robier sieben Jahre lang als Marketing- und Verkaufsleiterin in einem internationalen Pharma-Unternehmen und weitere sechs Jahre als Marketingleiterin für das damals größte Wiener Immobiliendevelopment-Unternehmen (WED) tätig. 1997 machte sie sich als Marketing- und Kommunikationsberaterin im Rahmen der PR-Agentur ConsuMed selbstständig und betreut seit damals viele Kunden aus dem Bereich Wissenschaft, Gesundheit und Soziales.
Neben ihren Beratungsagenden bringt sie ihr Know-how auch in zahlreichen Seminaren und Workshops ein und war mehrere Semester lang als Lektorin an der Fachhochschule für Immobilienwirtschaft (Kommunikation) sowie an der Werbeakademie (Einführung ins Marketing) engagiert. Im Auftrag der Kronen Zeitung verfasste Karin Hönig-Robier in den Jahren 2000–2007 über 600 redaktionelle Beiträge zu Wirtschafts-, Sozial- und Gesundheitsthemen, die in den Magazin-Beilagen „Zeit zum Leben" und „Gesund & Familie" publiziert wurden. Im Auftrag des Sozialministeriums erstellte sie Publikationen wie „Gesichter der Menschlichkeit –

Freiwilligenarbeit in Österreich“ (2002) oder „15 Jahre Pflegegeld in Österreich“ (2008). Seit 2004 betreut sie die Redaktion des Magazins „Hauptsache gesund“ (ehem. WirUs-Magazin), der Patienten-Zeitschrift des Evangelischen Krankenhauses Wien. Karin Hönig-Robier gilt auch als gefragte Co-Autorin für Publikationen, die sich an medizinische Laien richten. Mit Doz. Martin Riegler schrieb sie bereits 2014 das Buch „Nie wieder Sodbrennen“, das 2015 bereits in zweiter, erweiterter Auflage erschien.

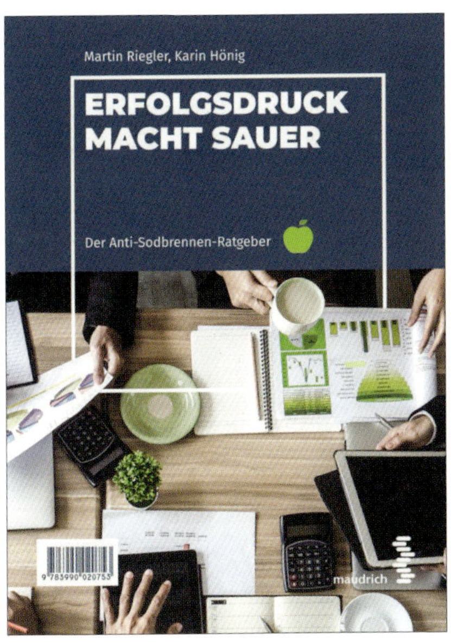

Ebenso erhältlich:

Martin Riegler, Karin Hönig-Robier

Erfolgsdruck macht sauer The acid taste of success

Der Anti-Sodbrennen-Ratgeber
Top performance without heartburn

maudrich 2019
104 Seiten, Klappenbroschur
EUR 12,90 (A) / EUR 12,60 (D)
ISBN 978-3-99002-075-3

Wer ständig unter Erfolgsdruck steht, lebt im Dauerstress und ernährt sich unregelmäßig. Und dies schlägt sich bei vielen auf den Magen. Die Folgen sind Sodbrennen, Schluckbeschwerden sowie Heiserkeit und trockener Husten. Werden diese Symptome zum Dauerbegleiter, leiden Lebensqualität und Leistungsfähigkeit. Ob Generalmanager, leitende Angestellte, Top-Verkäufer oder selbstständige Unternehmer – sie alle sind besonders gefährdet.
Erstmals zeigt ein Ratgeber kurz, kompakt und informativ auf, wie Sie Ihre Beschwerden trotz stressigem Berufsalltag in den Griff bekommen.

- Der Anti-Sodbrennen-Ratgeber in deutscher und englischer Sprache
- Kurz, kompakt und informativ – voll im Bild in nur 40 Minuten
- Tipps und Tricks zum Vermeiden von Refluxfallen
- Zahlreiche Patientenbeispiele

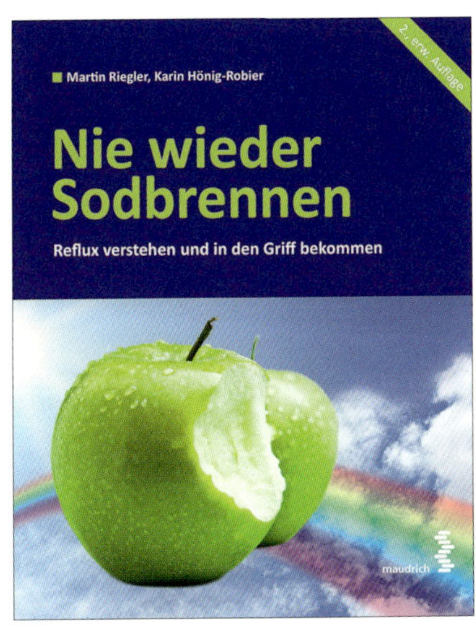

Ebenso erhältlich:

Martin Riegler, Karin Hönig-Robier

Nie wieder Sodbrennen

Reflux verstehen und in den Griff bekommen

2. Auflage, maudrich 2015
160 Seiten, Klappenbroschur
EUR (A) 19,90 / EUR (D) 19,40
ISBN 978-3-99002-018-0

1,5 Millionen Betroffene, allein in Österreich! Dennoch gelten Sodbrennen und saures Aufstoßen mancherorts immer noch als harmlos und nicht als Symptome der ernst zu nehmenden Refluxkrankheit. Dabei ist längst bekannt, dass häufige Entzündungen der Speiseröhre die Schleimhaut krankhaft verändern und im schlimmsten Fall Krebs hervorrufen können.
Dieses Buch liefert Ihnen die entscheidenden Informationen.

Ihr Zusatz-PLUS in der 2. Auflage:

- DAS mehrstufige Anti-Reflux-Ernährungskonzept
- Neue operative Behandlungsformen
- Der Stellenwert von Zuckerunverträglichkeit

Bildquellen

S. 2–3, 8–9, 14–15, 34–35, 64–65, 84–85, 128–129, 152–153, 158–159: © andipantz – iStock; S. 12, 13, 15, 35, 63, 65, 85, 127, 129, 153, 157, 159: © GiZGRAPHICS – Adobe Stock (z.T. adaptiert durch Norbert Novak); S. 17, 18, 20, 22, 43, 67, 71, 87, 92, 93, 95, 118, 119, 120, 121, 122, 125: © Peter Hötzl – ONLINE MEDIA® Communications Design GmbH; S. 23: © photka – Adobe Stock; S. 24: © Elena Schweitzer & eyewave – Adobe Stock; S. 26: © grki – iStock; S. 28: © Christian Moisl; S. 29: © Digitalidad – iStock; S. 31: © Fertnig – iStock; S. 37: © Lukas Philippovich & Peter Hötzl – ONLINE MEDIA® Communications Design GmbH; S. 39: © vizualni – iStock; S. 41, 49, 50, 123: © Peter Hötzl – ONLINE MEDIA® Communications Design GmbH & Norbert Novak; S. 46: © NicoElNino – iStock; S. 68, 69, 72, 73, 74, 75: © Martin Riegler; S. 77: © filo – iStock; S. 79, 81, 106, 109, 111, 112, 113, 114: © Petra Fuss; S. 89: © Vladimir Koletic – Adobe Stock; S. 92: © Valentina R. & rcfotostock & Markus Mainka & Elena Schweitzer & ExQuisine – Adobe Stock; S. 93: © unpict & Mara Zemgaliete & Richard Oechsner & EM Art – Adobe Stock; S. 100: © emmi & HLPhoto & m.studio – Adobe Stock; S. 101: © cosma & tycoon101 – Adobe Stock; S. 154: © Jan Engel – Adobe Stock.